몸짱 다이어트

D-21

워크아웃

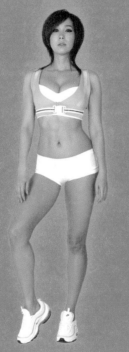

뱃살
&
허리

Contents

몸짱 다이어트 D-21 워크아웃

초판 1쇄 인쇄 2013년 5월 31일
초판 1쇄 발행 2013년 6월 10일

지은이 정다연
펴낸이 이웅현
펴낸곳 (주)도서출판도도

회장 조대웅
상무 이희건
재무이사 최명희
라이프스타일출판 본부장 정지아

기획책임 이진아
진행 김지영
디자인 Design Peacock
요리사진 박상일 Cloud Nine
어시스트 이미화
마케팅 양병희, 조진명

출판등록 제 300-2012-212호
주소 서울시 종로구 새문안로 92 오피시아빌딩 1225호
전자우편 dodo7788@hanmail.net
내용문의 02) 739-7656~59(106)
판매문의 02) 739-7656(206)

© 더솔루션

ISBN 979-11-950335-1-5

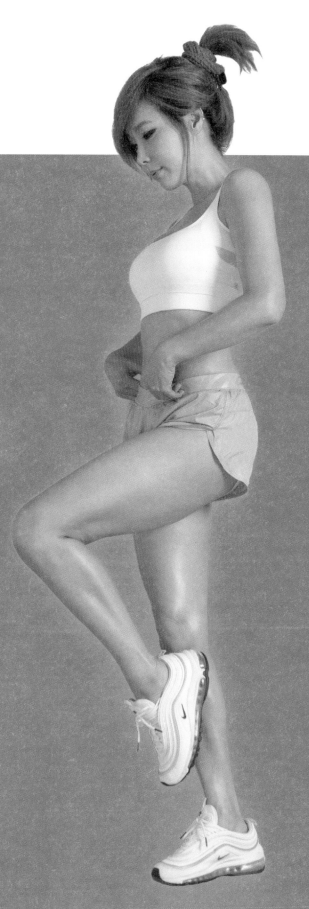

몸짱 아줌마, 세계적인
뷰티트레이너로 진화하다!

《딴지일보》에 〈니들에게 봄날을 돌려주마〉라는 컬럼을 연재하는 것을 계기로
세상에 알려진 그녀는 38살 아줌마, 그것도 한때 펑퍼짐한 몸매를 지녔던 두
아이의 엄마였다고는 도저히 믿을 수 없는 뛰어난 몸매와 미모로 대한민국
전체를 경악시켰다. 그리고 10년. 그녀는 이제 48살이 되었지만 10년 전보다
한층 더 아름다워진 몸매를 유지함으로써 또 한 번 우리를 놀라게 만든다.
그녀는 이제 프로페셔널 뷰티트레이너이다. 그 사이 주로 일본에서 저술, 강연,
TV 출연 활동을 해 왔던 그녀는 일본 3대 온라인 쇼핑몰에서 동시에 DVD
베스트셀러 1위, 2007년 일본 아마존 베스트셀러 1위, 2011년 일본 아마존
베스트셀러 1, 2, 3위 동시 석권 등 그야말로 입을 다물 수 없는 놀라운 성과를
거두면서 적어도 일본 내에서는 '한류의 중심은 정다연'이라는 평가를 받았다.
현재 그녀는 JETA를 설립, 울퉁불퉁한 근육이 아니라 아름다운 몸매를
원하는 여성들을 위해 고민한 '피규어로빅스'를 전파하고 전문 뷰티트레이너를
양성하는 데 진력하고 있다.

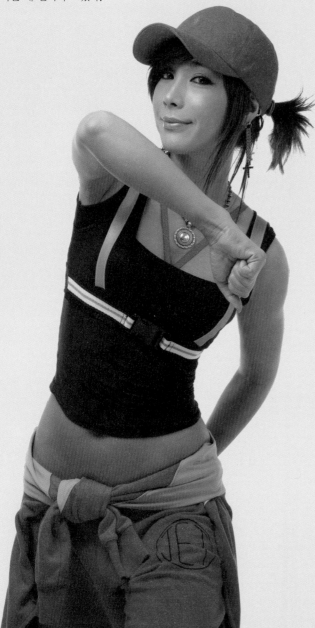

정다연의
10 YEARS

2003
● 인터넷 신문 딴지일보 '니들에게 봄날을 돌려주마'라는 컬럼을 시작,
  '몸짱'이라는 신조어를 탄생시키며 '몸짱' 예명을 얻다.

2004
● 50여회의 전국 순회 강연
● 중앙일보에 '몸짱 운동법' 컬럼 연재

2005
● 봄날 휘트니스 GYM 오픈
● 일본 '한류 몸짱 다이어트' 발간(다이어트 분야 서적 판매 순위 1위)
● 이 시대 최고의 몸짱으로 선정되어 대한민국 국회에서 연설
● NHK, 후지 TV, TBS, 니혼TV 등을 통해 일본에 소개

2006
● 피규어댄스 다이어트 DVD 출시(2007년 상반기 대한민국
  다이어트 분야 판매 순위 1위)
● 대한민국 고등학교 과학교과서에 게재
● 정다연의 '피규어로빅스' 아카데미 설립

2007
● 일본 고단샤에서 '몸짱 다이어트' 출간(아마존 집계 일본 2007년 7월
  10일 ~13일 일본 전체 판매순위 1위)
● 일본 산케이신문, 닛칸스포츠, 타잔, 여성자신, 여성세븐, 프라이데이 등
  다수의 언론 매체와의 인터뷰

2008
● GX 프로그램 '피규어로빅스' 풀버전 완성
● By Jung Da Yeon 휘트니스 웨어 출시

2009
● 칸사이 TV, 요미우리 TV 출연
● Body Plus Workout Jam 2009 특별 초청 강연
● 아마존 재펜 본사 강연, 라쿠텐 본사 강연
● '피규어로빅스 DVD' (일본 아마존, 라쿠텐 스포츠분야 베스트셀러 1위)

2010
● 일본에서 '몸짱 다이어트 프리미엄' 발간(현재 누적 판매부수 75만부)
● 후지 TV '정다연의 성공 스토리' 방영

2011
● 닌텐도 Wii '피규어로빅스' 출시
● '몸짱 다이어트 스트레칭 DVD Book' 일본 후소샤 출간
● 후지 TV 한국 로케, 나고야 TV 한국 로케

2012
● JETA(Jungdayeon's Exercise Trainer Association) 설립, 피규어로빅스
  트레이너 200여 명 배출
● JETA Japan 설립, 일본 트레이너가 양성

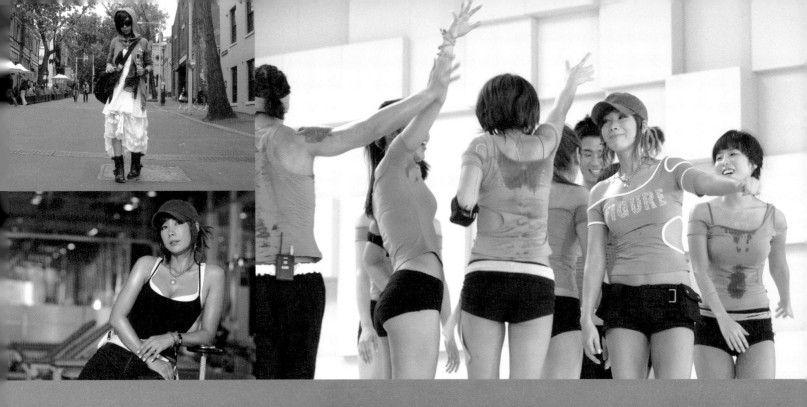

Jeongdayeon's Life & Work

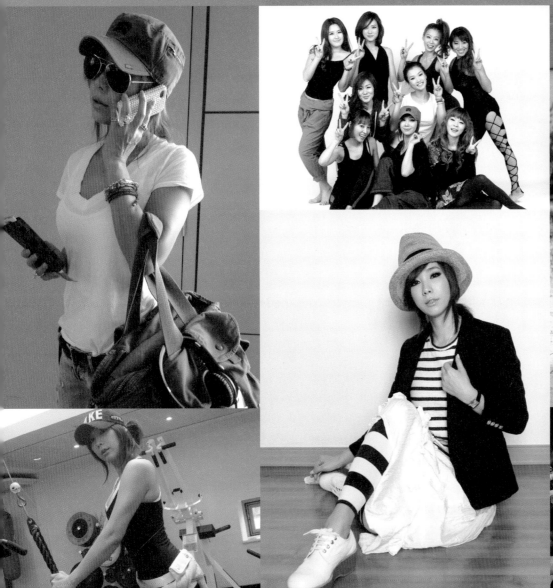

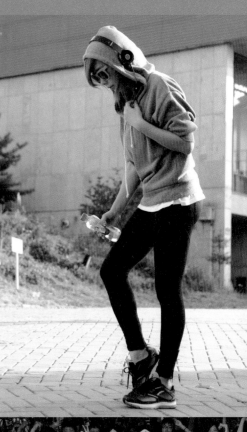

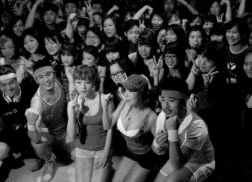

다이어트에
기적은 없지만
효과적인
방법은 있다

저로 인해 몸짱이란 신조어가 탄생 된 지도 벌써 10년이 지났습니다. 몸짱이라는 말이 신조어이긴 하지만 지금은 날씬하고 아름다운, 그러면서도 건강한 몸매를 일컫는 상징적인 단어가 되었지요. 몸매라는 말이 없을 때 몸매가 좋은 사람을 지칭할 때는 서술형으로 풀어서 얘기할 수밖에 없었어요. '몸매가 좋은 사람' 또는 '몸매가 잘 빠진 사람'같이 말이에요. 하지만 몸짱이라는 두 글자에는 이런 의미 이외에도 또 다른 의미도 내포되어 있어요. 후천적인 노력 즉, 운동을 통해서 멋진 몸매가 된 의미 말이에요.

최근 지인으로부터 우리나라의 다이어트 문화는 몸짱 아줌마 이전과 이후로 나뉜다는 말을 들었습니다. 제가 이름을 알리고나서부터 우리나라에 몸짱 신드롬이 불었습니다. 그리고 많은 여성들이 근육운동을 시작하게 되었지요. 그리고 트레이너도 유명인이 될 수 있다는 사례가 만들어지면서 수많은 트레이너들이 방송매체에 등장하기 시작했습니다.

저의 인생도 몸짱 아줌마 이전과 이후로 나뉩니다. 가장 큰 변화는 몸짱 아줌마로 알려지기 이전에는 저와 가족만을 위해 살았지만, 유명세를 타고부터는 다른 사람의 몸매와 다이어트를 위해 사는 트레이너로서의 인생을 살고 있습니다. 제 나이 48살, 저는 여전히 두 아이의 엄마이자 한 남자의 아내이며 시어머니를 모시고 사는 며느리입니다. 한 때는 지극히 평범함 아줌마였지만. 지금의 저를 아줌마라고 부르는 사람은 없습니다. 6명의 가족을 위해 밥을 짓고 빨래를 하는 주부로서의 저는 변한 게 없는데도 말이에요. 지금 생각해보면 10년 전 38살이던 제가 아줌마로 불린 사실이 오히려 신기하게 느껴질 때가 있지요.

제가 다이어트 성공의 상징적인 인물이 될 수 있었던 가장 큰 이유는 바로 평범한 주부이기 때문이 아닌가 생각합니다. 저는 운동을 서른 네살 때 처음 시작했습니다. 그 이선에는 학장시절에 체육수업과 제력장 연습을 한 깃 빼곤 전혀 운동을 헤 본 경험이 없습니다. 운동에 관해서도 모르는 것 투성이었습니다. 제가 처음 운동을 할 때에는 퍼스널 트레이너라는 직업도 없었을 때입니다. 그리고 제가 다니던 체육관은 경기도 남양주의 작은 곳이었기에 트레이너도 없었지요. 운동이라고 해야 그저 런닝머신 위에서 걷거나 실내 자전거를 타는 정도였으니까요.

그리고 우연히 그곳에서 사귀게 된 트레이너 친구로부터 본격적인 운동을 배우기 시작하였습니다. 그때부터 운동으로 몸이 변화되는 경이로운 경험을 하게 되었습니다. 이전까지 저는 제 스스로 운동능력이 전무한 사람이라고 생각했습니다. 하지만 운동을 하면서 제가 운동에 뛰어난 재능을 가졌다는 사실을 깨닫게 되었어요. 재능이라고는 아무 것도 없는 줄 알았는데 운동능력이 있다는 것을 늦게나마 알게 되니 인간은 누구나 한 가지 재능을 갖고 있다는 말을 절감하게 되었어요.

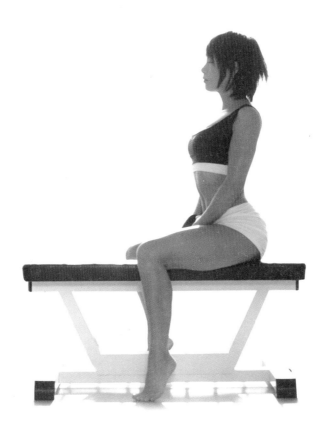

딸이 이번에 고등학생이 되었어요. 그리고 운이 좋았는지 부회장으로 뽑혔습니다. 공부를 그다지 잘하지도 모범이 되는 품성을 가진 것도 아닌데 부회장이 되고나니 기분은 좋으면서 한편으로는 부담스럽기도 했나 봅니다. 요즘은 학교에서 돌아오면 밤늦게까지 스스로 공부를 합니다. 그래서 안하던 공부를 왜 이렇게 열심히 하냐고 물으니 부회장이 공부 못한다는 소리를 듣기 싫어서라고 대답하더군요. 그러면서 공부를 열심히 하다 보니 공부가 점점 재미있어진다고도 합니다.

저의 경우도 비슷한 것 같습니다. 몸짱 아줌마라는 닉네임을 얻고 다이어트의 상징적인 인물로 주목받으면서 저절로 사명감이 생기는 걸 느낍니다. 그래서 더 열심히 다이어트와 관련한 공부를 하고, 효과적인 다이어트의 방법을 연구하는 일에 점점 더 재미를 느낍니다.

제 사연이 알려지면서 일본, 중국, 대만 등지에서 저를 직접 만나고 싶어 하며, 저의 몸짱 비결을 배우고 싶어 하는 사람들의 요청이 끊이질 않고 있습니다. 여러 나라를 방문하여 저의 운동 방법에 대해 강의를 하고, 파주에 있는 저의 짐(gym)을 찾아오는 여성들에게 운동을 가르치면서 저와 같이 날씬해지고 아름답게 변해가는 그들의 모습을 보면서 트레이너로서의 무한한 보람과 긍지를 느낍니다. 그 사이 일본에서 펴낸 몇 권의 책이 베스트셀러가 되면서 날씬해지고 아름다워지고 싶은 여성의 마음은 공간과 시간을 초월한다는 사실도 새삼 느낍니다.

이 책은 책을 통해 가장 효과적으로 운동을 지도할 수 있도록 구성한 첫 시도입니다. 운동을 지도하는데 가장 좋은 방법은 직접 만나서 지도하는 것이지만, 수많은 사람들을 일일이 직접 만나는 것은 사실상 불가능합니다. 대신 이 책을 통해 직접 만나서 지도하는 것과 같은 효과를 낼 수 있도록 구성을 시도해 보았습니다.

이 책은 총 4권의 시리즈로 출간될 예정입니다. 첫 번째로 선보이는 복부 운동법에 이어 힙과 다리, 어깨와 팔, 마지막으로 가슴과 등을 위한 엄선한 운동만을 수록하여 여성들이 가장 고민하는 부위별 비만을 효과적으로 해결하고 더불어 아름다운 근육을 만들 수 있는 저만의 노하우를 소개합니다. 운동법 이외에도 제가 직접 실천하여 효과 본 식이요법과 생활 속에서 주의해야 할 점 등도 담겨 있습니다.

다이어트에 기적 같은 왕도는 없지만 가장 효과적인 방법은 있습니다. 이 책은 그 방법을 효과적으로 제시하므로써 여러분의 스트레스를 해결해 줄 수 있을 것으로 확신합니다. 또한 다이어트는 정기적으로 반복하는 이벤트가 아니라 생활의 일부분이라는 점을 인식하고 포기하지 않고 지속할 수 있는 자신만의 다이어트 방법을 찾아서 꾸준히 실천한다면 힘들지 않고 아름다운 몸매를 갖게 될 것입니다. 무엇보다도 다이어트에 몇 번 실패하고 이제 더 이상 다이어트는 하지 않겠다고 마음 먹은 여성이야말로 이 책에 소개된 운동법을 지금 당장 따라해볼 것을 권합니다.

2013년 5월 정다연

책 사용설명서

이 책에는 뷰티 트레이닝을 구성하는 6개의 서킷과 그 서킷을 구성하는 총 35개의 운동동작에 대한 해설이 실려 있습니다.
각 운동 동작은 자신의 운동능력과 가능한 시간에 맞춰 순서대로 따라 해도 좋고, 특정한 목표에 따라 임의로 재구성해도 아무런
문제가 없습니다. 자신만의 프로그램을 짜기가 어렵다면 p.12~61에 실린 프로그램대로 시행해도 좋습니다.
각 동작에 대해서는 아래의 그림과 같이 상세하면서도 한눈에 알아볼 수 있도록 설명되어 있습니다.
그밖에 몸짱 정다연씨의 다이어트 방법과 요리법, 잘못 알려진 상식을 바로잡는 올바른 지식, 다이어트 관리를 위한 그녀만의
독특한 다이어리가 직접 그린 일러스트와 함께 실려 있습니다.

이 책의 구성

뱃살 & 허리 뷰티트레이닝
이 책에는 총 35개의 뷰티 트레이닝 동작이 실려
있으며, 이 동작들은 작용 부위, 기본운동과
복합운동, 유산소운동의 비중 등에 따라 6개의
서킷으로 분류되어 있습니다. 또 각 동작
하나하나에 대해 시원시원한 사진과 일목요연한
배치, 간단하면서도 정확한 설명을 통해
독자들이 한눈에 따라할 수 있도록 했습니다.

배고프지 않은 몸짱 다이어트 10계명
단언하건대 굶는 다이어트는 100% 실패한다.
허기를 느끼지 않으면서도 살을 뺄 수 있는
몸짱의 10가지 식사법을 제시해 놓았다.

도전 비키니 운동 10
복부 라인에 특히 집중적으로 작용하는 10개
동작을 선별해 제시함으로써 단기간에 원하는
효과를 거둘 수 있도록 했습니다.

코어 강화 운동 10
몸의 중심축이 튼튼해야 자세가 좋아지고
몸매의 '태'가 납니다. 단기간에 집중적으로
코어를 강화할 수 있는 10개 동작을 별도로
선별하여 제시해 뒀습니다.

속설 vs 과학
잘못된 상식으로 인해 다이어트에 실패하는
사례들이 너무나 많습니다. 최신 과학지식을
바탕으로 잘못된 상식을 바로잡아 줍니다.

목표 중심 3주 점프업 플랜
단기간에 획기적인 변화를 일으키는 고강도
운동 플랜. 운동을 통해 확연히 구분되는
Before&After를 원한다면 꼭 도전해 보시기
바랍니다.

이 책의 특징

6개의 서킷과 35개의 운동동작에 대한 일목요연한 설명
총 21일간 자신의 운동 능력에 맞춰 6가지 서킷을 조합하여 손쉽게 나만의 맞춤 프로그램을
짤 수 있습니다. 비키니 운동, 코어 강화 운동은 물론, 총 3주간의 플랜에 맞춰 운동
프로그램을 제시하므로써 이를 활용한 나만의 독특한 운동 프로그램을 만들 수 있습니다.

단번에 이해할 수 있도록 다양한 각도에서 본 운동 동작과 설명을 담았어요
다양한 각도의 동작 사진, 전문 용어가 아닌 이해하기 쉽게 풀어 쓴 설명, 포인트가 되는
OK 동작, 특히 주의해야 할 NG 동작 등 기존 운동 서적보다 훨씬 보기 쉽고 따라 하기 쉬워
제대로 된 복부운동을 하는데 큰 도움을 줍니다.

근력 운동과 유산소 운동의 이상적인 조합
기존의 복부운동처럼 한 번 하고 쉬는 방식이 아닌 서킷 방식의 연속 동작을 제시함으로써
무산소 운동과 유산소 운동 두 가지 효과를 동시에 얻을 수 있도록 구성했습니다.

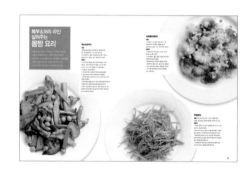

복부라인 살려주는 몸짱 요리 비법
몸짱을 만드는 건 운동만은
아니죠. 간단하면서도 맛있게
다이어트를 할 수 있는 몸짱의
요리 비법이 공개됩니다.

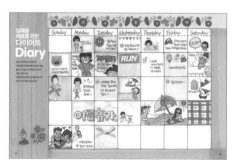

자기 관리를 위한 다이어트 다이어리
몸짱 정다연이 직접 디자인하고
일러스트를 그린 다이어트
다이어리가 담겨 있어요. 빈칸에
자신의 다이어트 일기를 기록해
보세요. 잘못된 생활습관이나
불규칙적 운동에 대한 전반적인
내용을 한 눈에 파악할 수 있습니다.

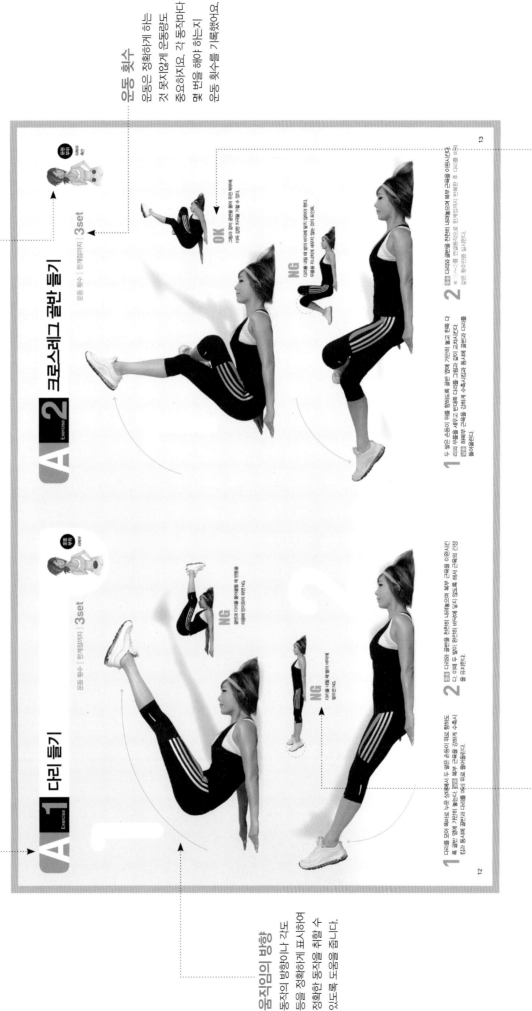

작용 부위

각 운동마다 구체적으로 어떤 부위에
효과가 있는 지 일러스트와 함께
표시했어요. 해당되는 부위를 의식하면서
운동하면 더 큰 효과를 얻을 수 있습니다.

운동 횟수

운동은 정확하게 하는
것 못지않게 운동량도
중요하지요. 각 동작마다
몇 번을 해야 하는지
운동 횟수를 기록했어요.

6가지 서킷

이 책에는 A에서 F까지 총 6가지 서킷이 제시되어 있습니다. 자신의 능력에 따라
월요일에서 토요일까지 꾸준히 운동하세요. 각 서킷은 운동의 강도나 난이도를 의미하는
것은 아니니 자신의 능력에 맞춰 골고루 선택하여 운동하면 됩니다.

A 1 다리 들기
Exercise

운동 횟수 | 한계점까지 | 3set

1 다리를 모아 바닥에 누운 상태에서 두 발은 운동의 위로 향하도록 곧게 앞쪽 위에 가볍게 올려놓는다. 이때 두 발이 위로 향하도록 복부 근육을 이용한다.

2 다리와 엉덩이를 천천히 내려놓으며 복부 근육을 이용한다. 다, 이때 두 발이 완전히 바닥에 닿지 않도록 복부 근육을 강하게 해서 근육의 긴장을 유지한다.

NG 다리를 내릴 때 힘이 빠져서 발끝이 내려간다.

NG 곧바른 다리를 들어올릴 때 반동을 이용해 앞뒤로 흔든다 NG.

A 2 크로스레그 골반 들기
Exercise

운동 횟수 | 한계점까지 | 3set

1 두 발은 손등이 위를 향하도록 곧게 앞에 가볍게 올려놓고 한쪽 다리 무릎을 세우고 반대쪽 다리를 그런 위에 얹어 교차시킨다.

2 다리와 골반을 천천히 내려놓으며 복부 근육을 이용한다. 다, 이때 두 발이 완전히 바닥에 닿지 않도록 복부 근육을 강하게 해서 근육의 긴장을 유지한다.

OK 그림과 같이 골반을 들어 주면 복부에 더욱 강한 자극을 가할 수 있다.

NG 다리를 내릴 때 힘이 빠져서 발끝이 내려간다. NG.

움직임의 방향

동작의 방향이나 각도
등을 정확하게 표시하여
정확한 동작을 취할 수
있도록 도움을 줍니다.

NG동작

흔히 저지르기 쉬운 실수의 동작은
NG것으로 따로 표시했습니다.

OK 동작

포인트가 되는 동작은 OK것으로 따로 표시해 보다
정확한 동작을 할 수 있도록 강조했어요.

9

몸짱 다이어트 D-21 워크아웃

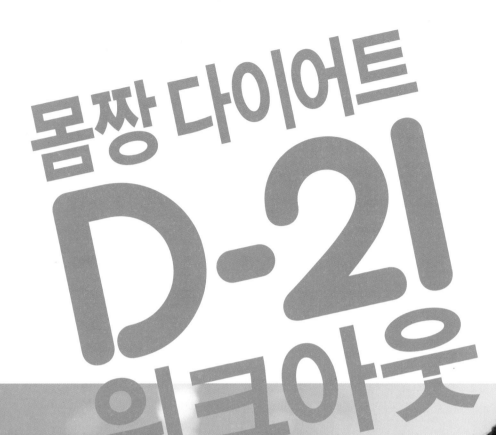

1권 | 뱃살&허리
2권 | 힙&레그
3권 | 팔&어깨
4권 | 가슴&등

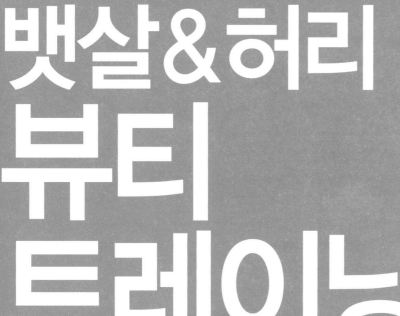

뱃살&허리
뷰티
트레이닝

대부분의 여성들은 20세 중반 이후부터 뱃살과의
전쟁을 시작한다. 불룩한 뱃살,
두루뭉실한 허리는 나이가 들어보이게 하고 옷맵시도
망가뜨린다. 매일 꾸준히 하는 운동 습관이
아름다운 보디라인을 만들어준다.

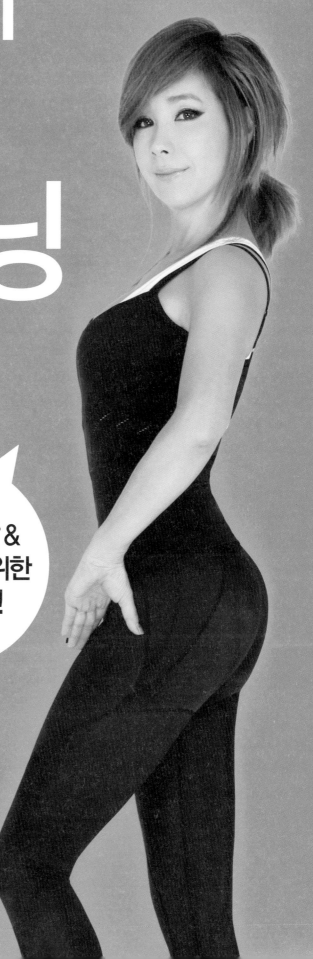

매끈한 뱃살 &
허리라인을 위한
30분 투자!

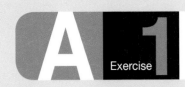

A Exercise 1 다리 들기

운동 횟수 | 한계점까지 | **3set**

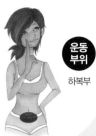

운동
부위

하복부

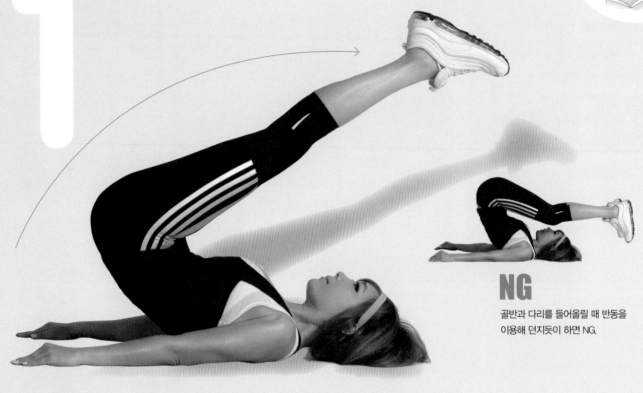

NG

골반과 다리를 들어올릴 때 반동을
이용해 던지듯이 하면 NG.

NG

다리를 내릴 때 발이 바닥에
닿으면 NG.

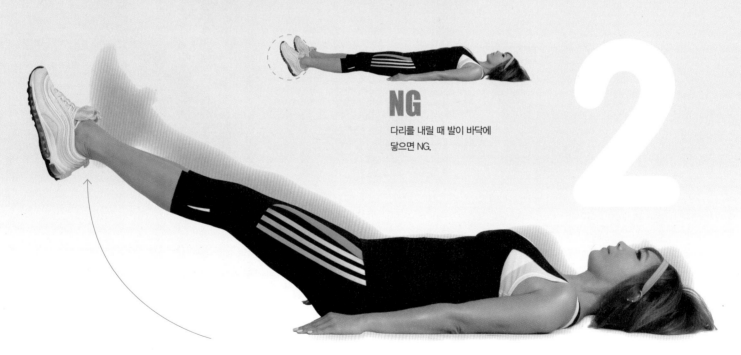

1 다리를 모아 똑바로 누운 상태에서 두 팔은 손등이 위로 향하도
록 골반 옆에 가만히 놓는다. 날숨 복부 근육을 강하게 수축시
킴과 동시에 골반과 다리를 머리 위로 들어올린다.

2 들숨 다리와 골반을 천천히 내려놓으며 복부 근육을 이완시킨
다. 이때 두 발이 완전히 바닥에 닿지 않도록 해서 근육의 긴장
을 유지한다.

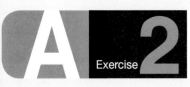

운동 횟수 | 한계점까지 | **3set**

OK

그림과 같이 골반을 들어 주면 복부에
더욱 강한 자극을 가할 수 있다.

NG

다리를 내릴 때 발이 바닥에 닿지 않아야 한다.
무릎을 지나치게 세우지 않는 것이 포인트.

1 두 팔은 손등이 위를 향하도록 골반 옆에 가만히 놓고 한쪽 다
리의 무릎을 세우고 반대쪽 다리를 그림과 같이 교차시킨다.
날숨 하복부 근육을 강하게 수축시킴과 동시에 골반과 다리를
들어올린다.

2 들숨 다리와 골반을 천천히 내려놓으며 복부 근육을 이완시킨다.
※ ①～②를 연결동작으로 한계점까지 반복한 후 다리를 바꿔
같은 횟수만큼 실시한다.

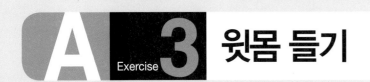

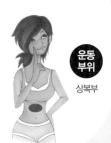

운동 부위

상복부

운동 횟수 | 한계점까지 | **3set**

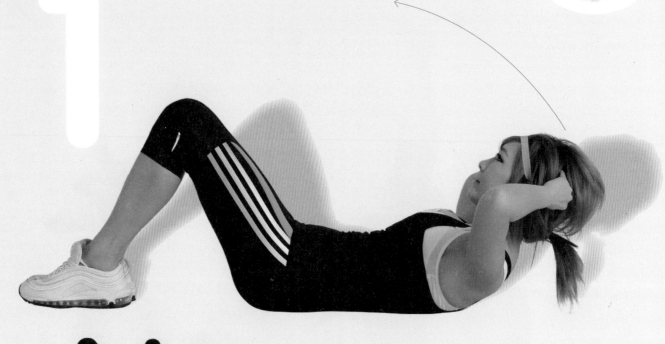

NG

상체를 들 때 반동을 이용해
목을 앞으로 과도하게
끌어당기면 NG.

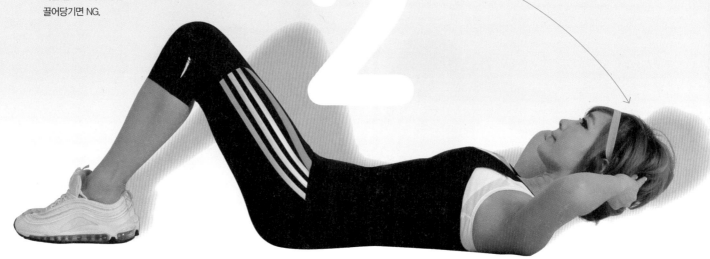

1 무릎을 세우고 편안히 누워 두 손으로 가볍게 머리를 받친다.
날숨 상복부 근육을 강하게 수축시키면서 상체를 천천히 최대
한 높이 들어올린다. 동작 내내 턱과 가슴 사이에 주먹 하나가
들어갈 정도의 공간을 유지한다.

2 들숨 상체를 천천히 내리면서 근육을 이완시킨다.

14

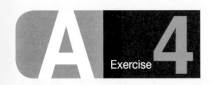

Exercise 4 크로스레그 윗몸 들기

운동 횟수 | 한계점까지 | **3set**

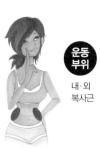

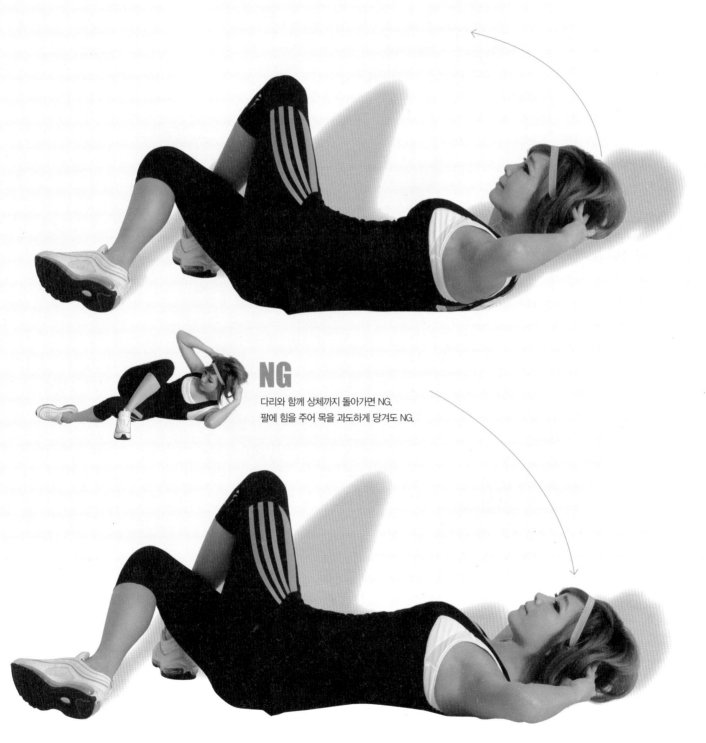

NG

다리와 함께 상체까지 돌아가면 NG.
팔에 힘을 주어 목을 과도하게 당겨도 NG.

1 두 손으로 가볍게 머리를 받치고 누운 다음 한쪽 무릎을 세우고 반대쪽 다리를 그림과 같이 교차시킨다.
날숨 복부 측면 근육을 강하게 수축시킴과 동시에 상체를 들고 교차시킨 다리와 반대방향으로 비튼다.

2 **들숨** 천천히 상체를 내려놓으며 근육을 이완시킨다.
※ ①~②를 연결동작으로 한계점까지 반복한 후 다리를 바꿔 같은 횟수만큼 실시한다.

15

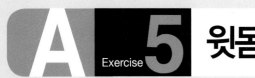

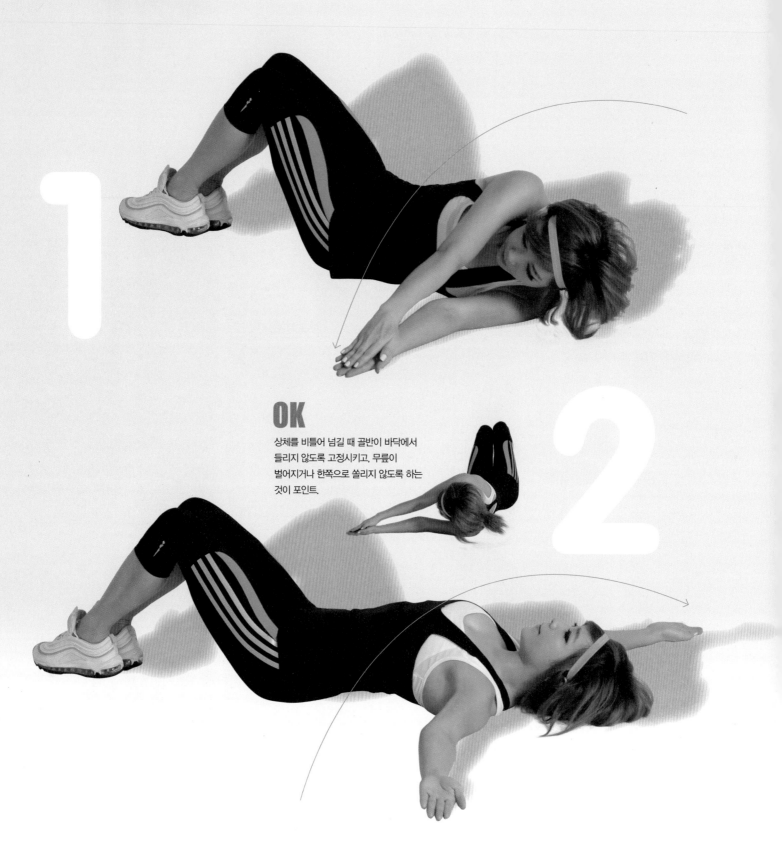

A5 Exercise 윗몸 비틀기

OK

상체를 비틀어 넘길 때 골반이 바닥에서
들리지 않도록 고정시키고, 무릎이
벌어지거나 한쪽으로 쏠리지 않도록 하는
것이 포인트.

1 무릎을 모아 세우고 누운 상태에서 두 팔은 어깨와 수평이 되게
양 옆으로 벌린다. **날숨** 복부 근육을 수축시킴과 동시에 상체를
비틀어 손바닥이 서로 맞닿도록 한쪽 팔을 다른 팔에 포갠다.

2 **들숨** 포갠 팔을 천천히 원위치하면서 근육을 이완시킨다.

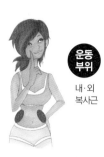

운동
부위

내·외
복사근

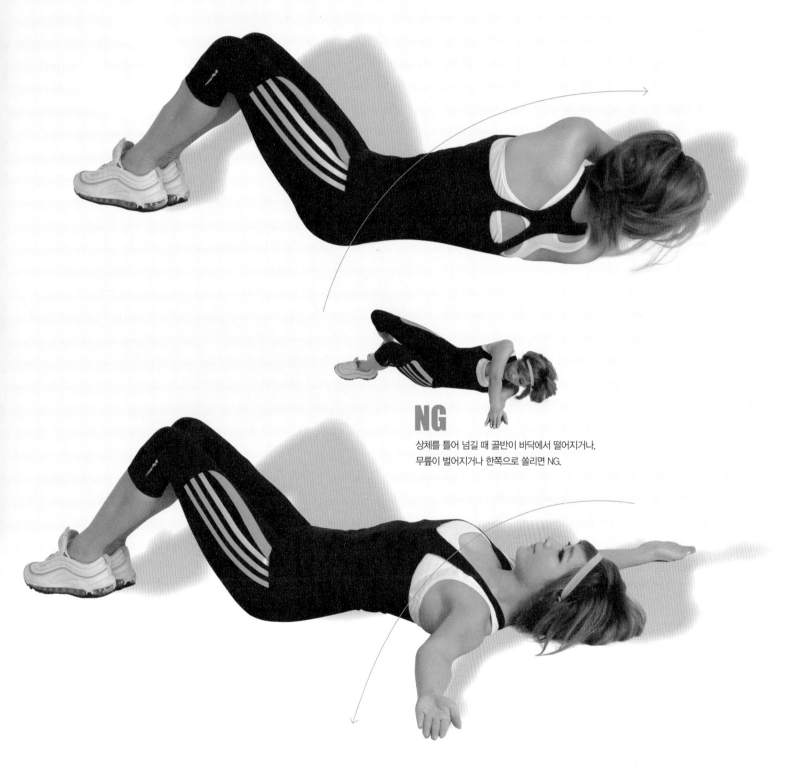

NG

상체를 틀어 넘길 때 골반이 바닥에서 떨어지거나,
무릎이 벌어지거나 한쪽으로 쏠리면 NG.

3 ②의 자세에서 **날숨** 반대쪽으로 같은 방식으로 상체를 비튼다.

4 **들숨** 팔을 원위치하면서 근육을 이완시킨다.
※ ①~④를 연결동작으로 정한 횟수만큼 반복한다.

운동 횟수 | 한계점까지 | **3set**

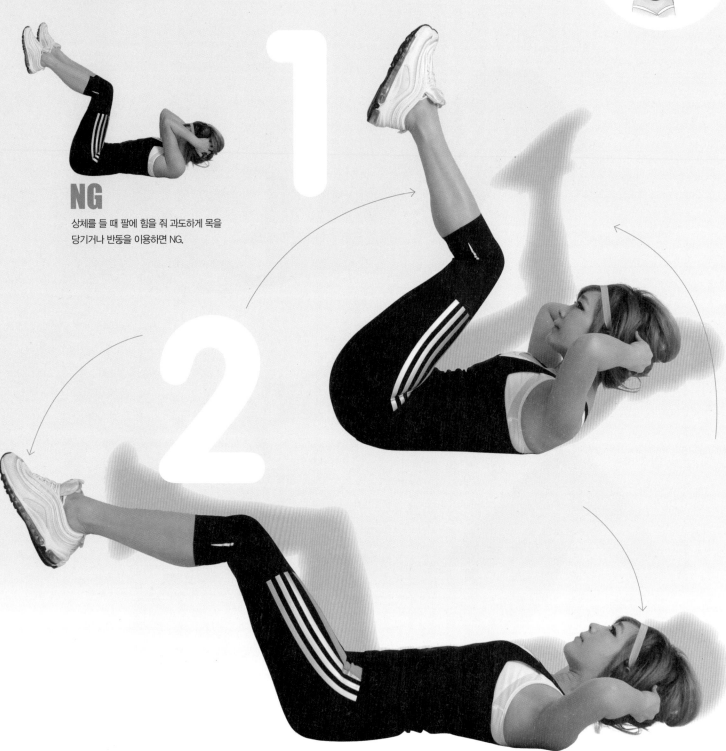

NG

상체를 들 때 팔에 힘을 줘 과도하게 목을
당기거나 반동을 이용하면 NG.

1 무릎을 모은 상태에서 다리를 가볍게 들고 양손으로 머리를 받치고 **날숨** 상하복부 근육을 강하게 수축시키면서 다리와 상체를 동시에 최대한 들어올린다.

2 **들숨** 다리와 상체를 천천히 내리며 상하복부 근육을 이완시킨다.

상·하
복부

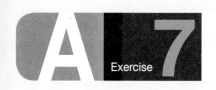

A7 Exercise **허리 비틀기**

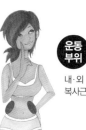
운동 횟수 | 16~20회 | **3set**

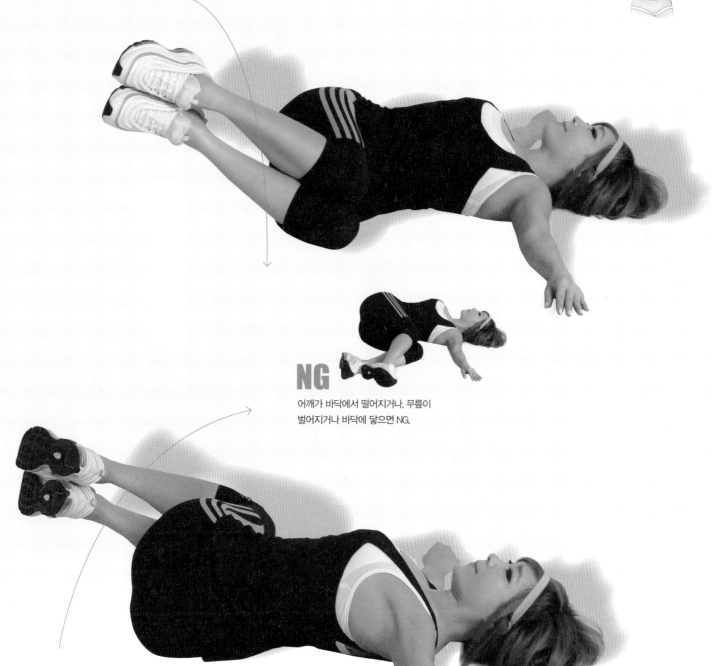

NG
어깨가 바닥에서 떨어지거나, 무릎이
벌어지거나 바닥에 닿으면 NG.

1 두 팔은 어깨와 일직선이 되도록 벌리고 다리는 직각이 되도록
들고 무릎을 모은 상태에서 **날숨** 두 다리를 한쪽으로 젖혀 옆구
리 근육에 최대한 자극을 가한다.

2 **들숨** 천천히 원위치했다가 **날숨** 반대 방향으로 다리를 젖히고
들숨 원위치한다.

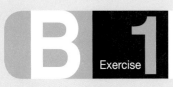

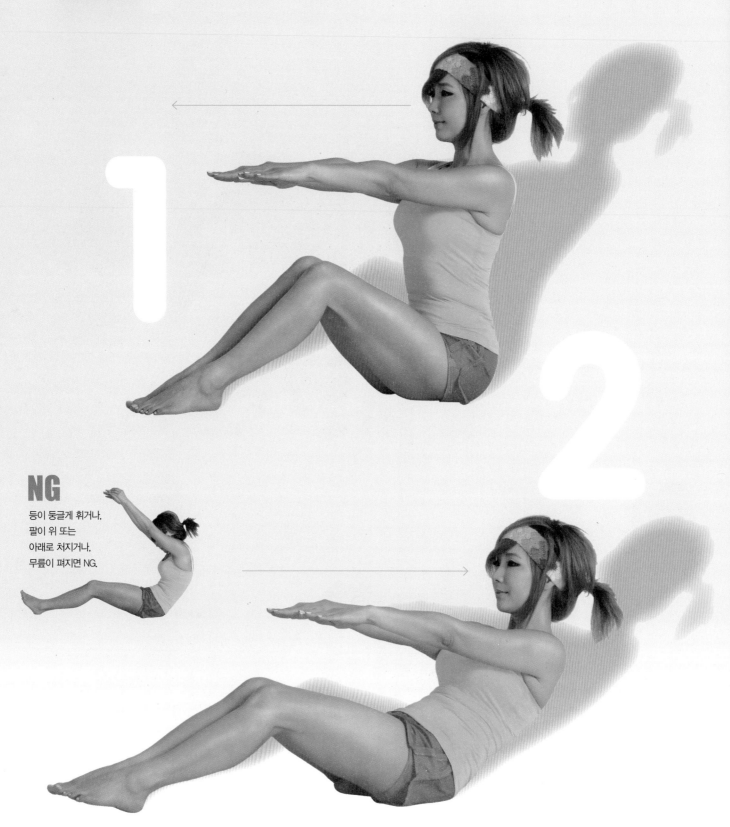

NG

등이 둥글게 휘거나,
팔이 위 또는
아래로 처지거나,
무릎이 펴지면 NG.

1 가볍게 무릎을 모아 세우고 상체를 뒤로 비스듬히 젖힌 상태에서 두 팔을 앞으로 뻗는다. 이 상태에서 [날숨] 상복근을 강하게 수축시키며 상체를 똑바로 끌어당긴다.

2 팔과 다리는 그대로 둔 상태에서 [들숨] 상체를 뒤로 최대한 젖혀 상복부 근육을 이완시킨다.

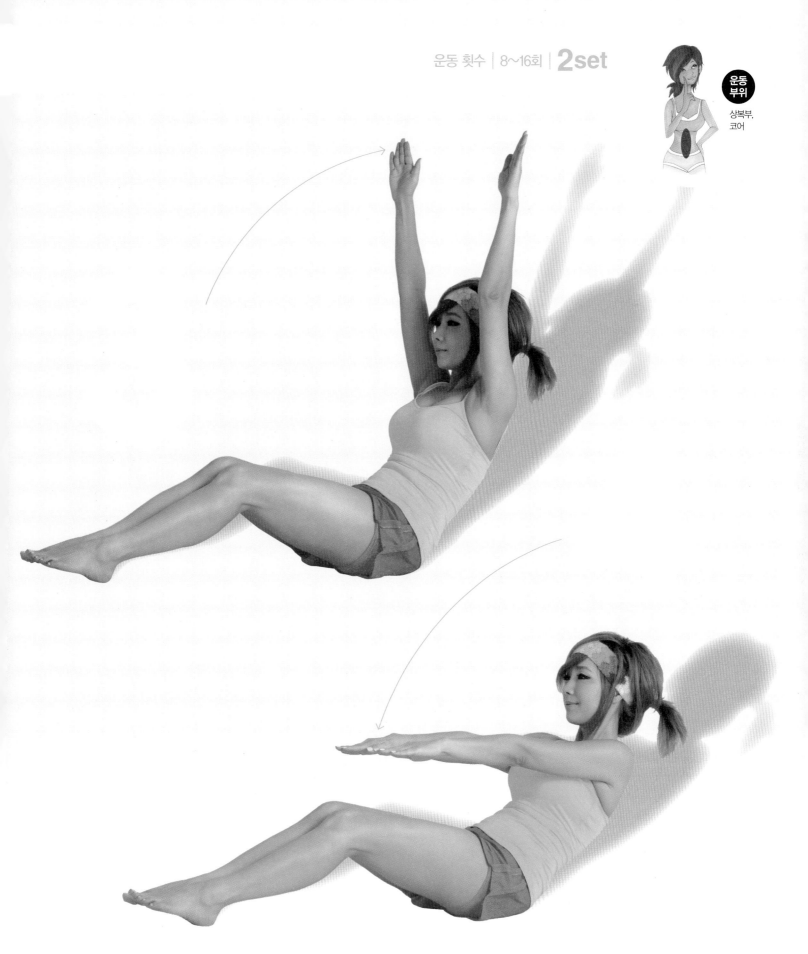

운동
부위

상복부,
코어

3 ②의 자세에서 날숨 두 팔을 머리 위로 곧게 뻗어올리면서 복부
전체 근육을 자극해 준다.

4 들숨 팔을 앞으로 내린다.
※ 4개 동작을 연결동작으로 하여 정한 횟수만큼 반복한다.

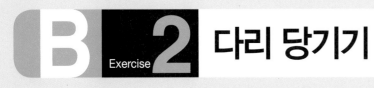

B Exercise 2 다리 당기기

운동 횟수 | 8~16회 | **2~4set**

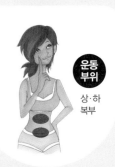

운동
부위
상·하
복부

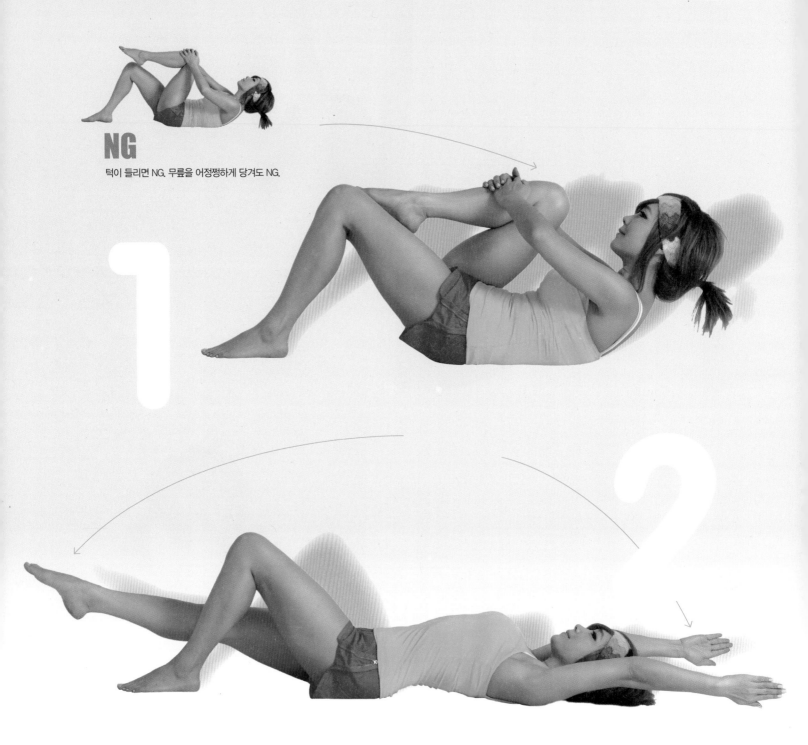

NG
턱이 들리면 NG. 무릎을 어정쩡하게 당겨도 NG.

1 ②의 자세에서 **날숨** 상하복부 근육을 수축시킴과 동시에 뻗었던 다리를 당겨 두 손으로 무릎을 감싸쥐고 상체를 최대한 들어 올린다.

2 **들숨** 천천히 원위치해서 근육을 이완시킨다. 이때 당겼던 다리를 바닥에 닿지 않도록 한다.
※ ①~②를 연결동작으로 정한 횟수만큼 반복한 뒤 다리를 바꿔 같은 횟수만큼 실시한다.

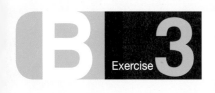 **Exercise 3** 한 다리 들고 윗몸 들기

운동 횟수 | 8~16회 | **2~4set**

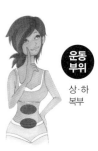

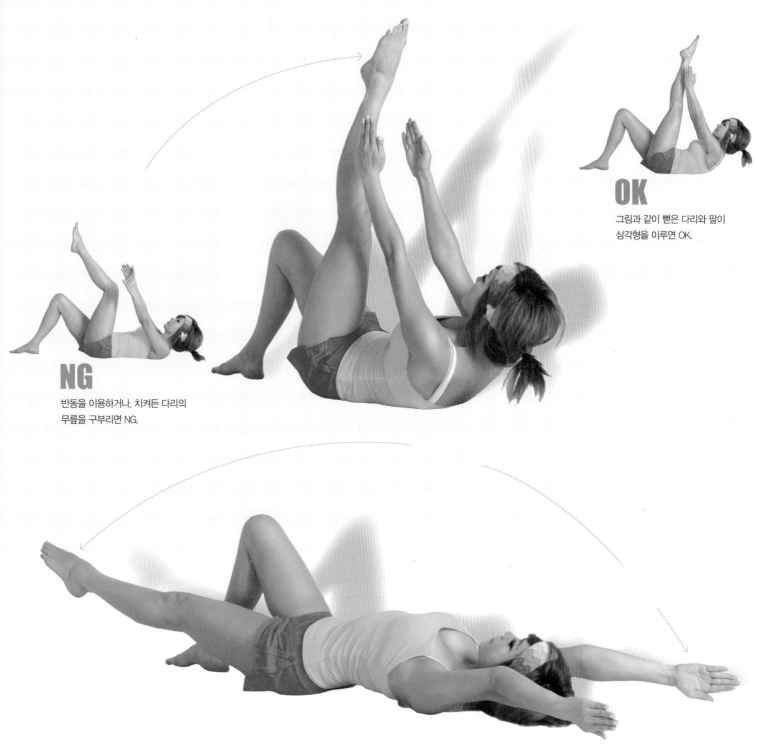

OK

그림과 같이 뻗은 다리와 팔이
삼각형을 이루면 OK.

NG

반동을 이용하거나, 치켜든 다리의
무릎을 구부리면 NG.

1 ②의 자세에서 날숨 상하복부 근육을 강하게 수축시키면서 상
체가 들리도록 팔과 다리를 동시에 들어올린다.

2 들숨 천천히 원위치해 근육을 이완시킨다.
※ 왼쪽과 동일.

상·하
복부

23

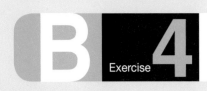

윗몸-다리 동시 들기

운동 횟수 | 8~16회 | **2~4set**

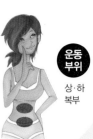

운동
부위

상·하
복부

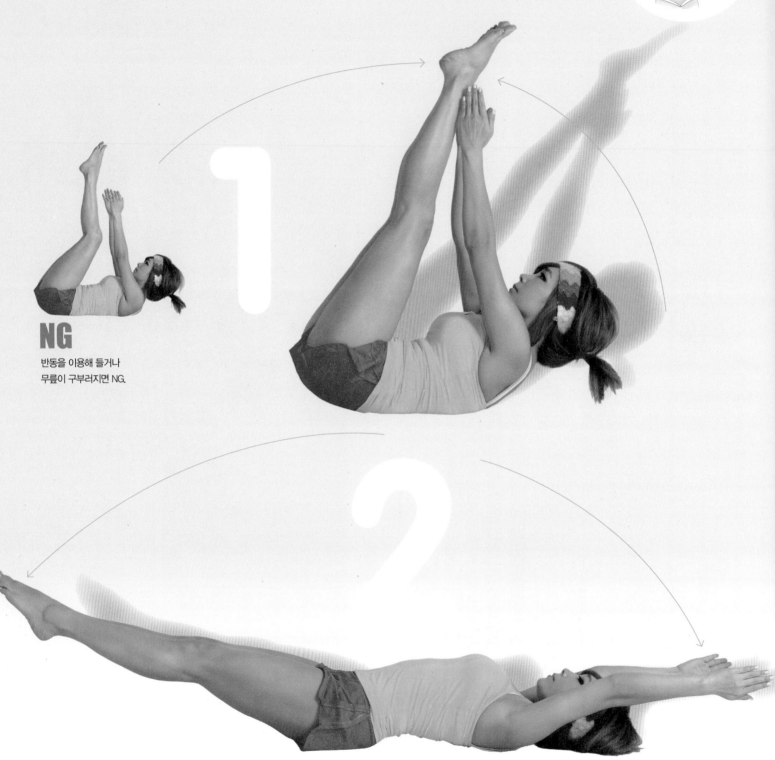

1 **날숨** 두 팔과 다리를 곧게 뻗고 바닥에서 살짝 들은 자세에서
상하복부 근육을 강하게 수축시키면서 손이 발에 닿도록 상체
와 하체를 동시에 곧게 들어올린다.

2 **들숨** 천천히 원위치해 근육을 이완시킨다.

NG

반동을 이용해 들거나
무릎이 구부러지면 NG.

B
Exercise 5
한 다리 들고 윗몸 비틀기

운동 부위

내·외 복사근

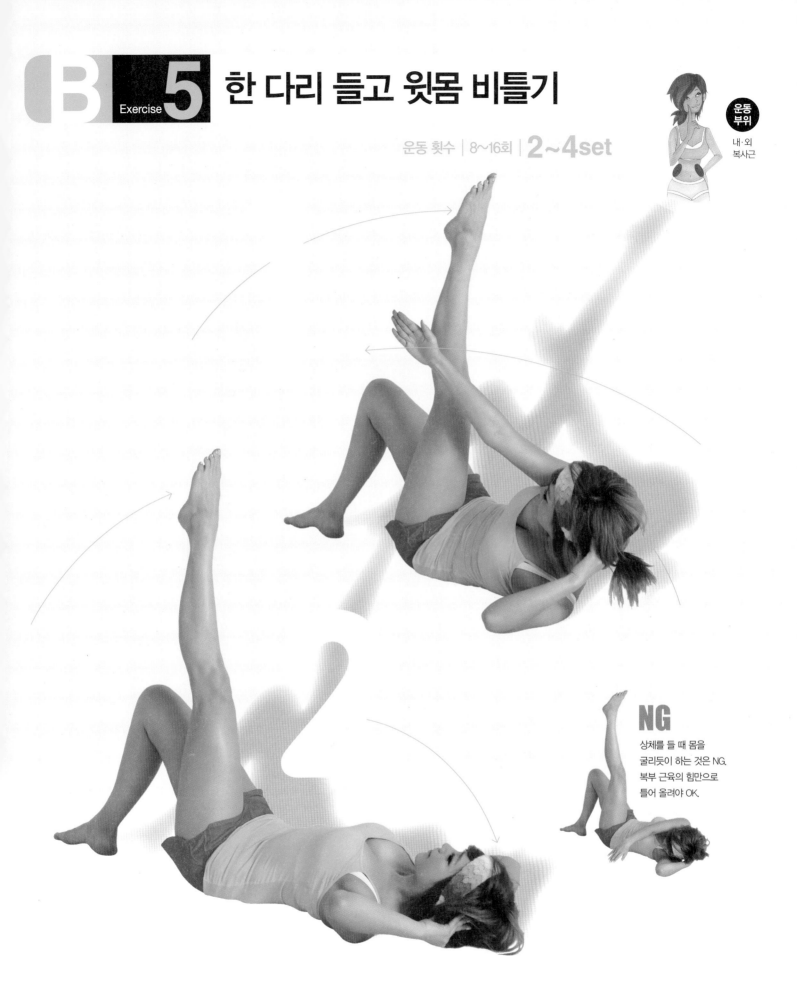

NG

상체를 들 때 몸을 굴리듯이 하는 것은 NG. 복부 근육의 힘만으로 틀어 올려야 OK.

1 ②의 자세에서 <날숨> 왼쪽 다리와 오른쪽 팔을 교차시키면서 오른쪽 어깨를 최대한 들어올린다.

2 <들숨> 천천히 원위치하여 근육을 이완시킨다.
※ ①~②를 연결동작으로 정한 횟수만큼 반복한 뒤 다리를 바꿔 같은 횟수만큼 실시한다.

내·외 복사근

25

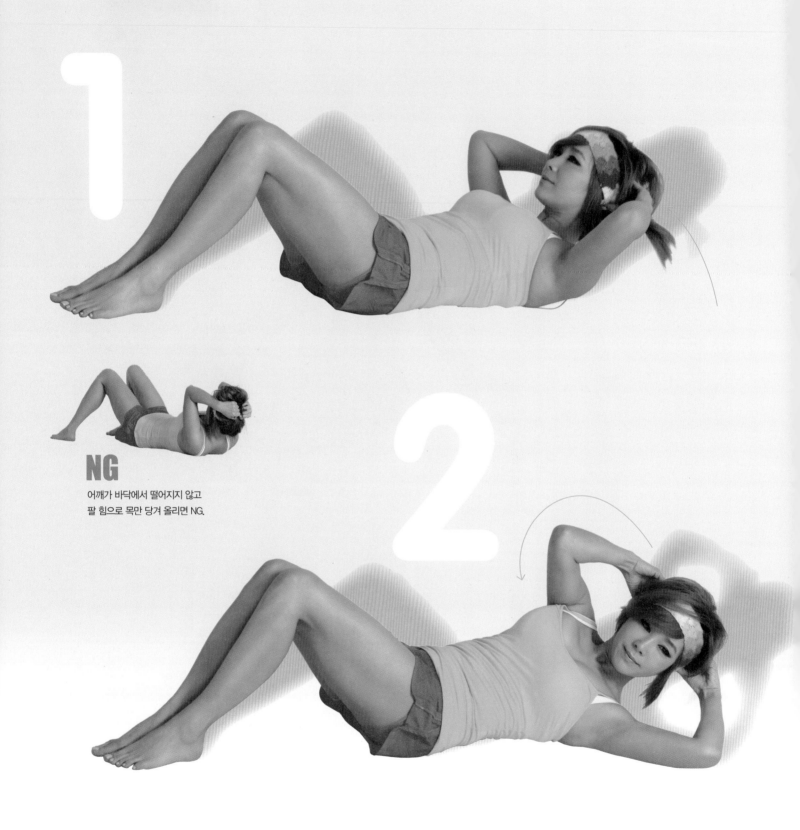

NG

어깨가 바닥에서 떨어지지 않고
팔 힘으로 목만 당겨 올리면 NG.

1 두 손으로 가볍게 머리를 받치고 무릎을 모아 세운 상태에서 **날숨** 상복부 근육을 강하게 수축시키면서 상체를 최대한 들어 올린다.

2 ①의 최대 수축 지점에서 **날숨** 복부 측면 근육을 강하게 수축시키며 상체를 비튼다.

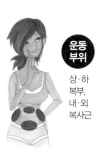

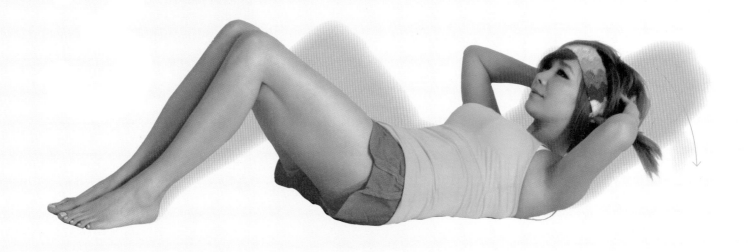

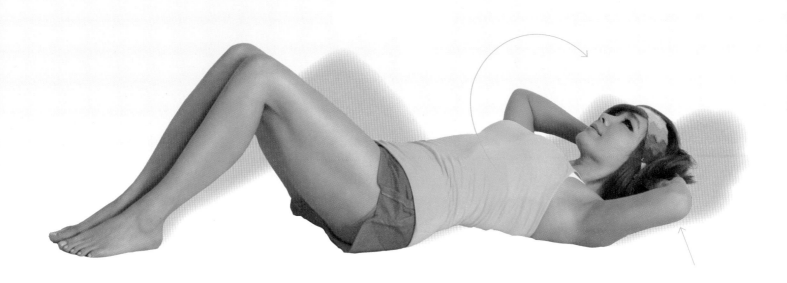

3 들숨 ②의 자세에서 비틀었던 상체를 바로 하되 상체가 들린 상태로 근육의 긴장 상태를 유지한다.

4 들숨 천천히 상체를 바닥에 내려 근육을 이완시킨다.
※ ①~④를 연결동작으로 정한 횟수만큼 반복한다.

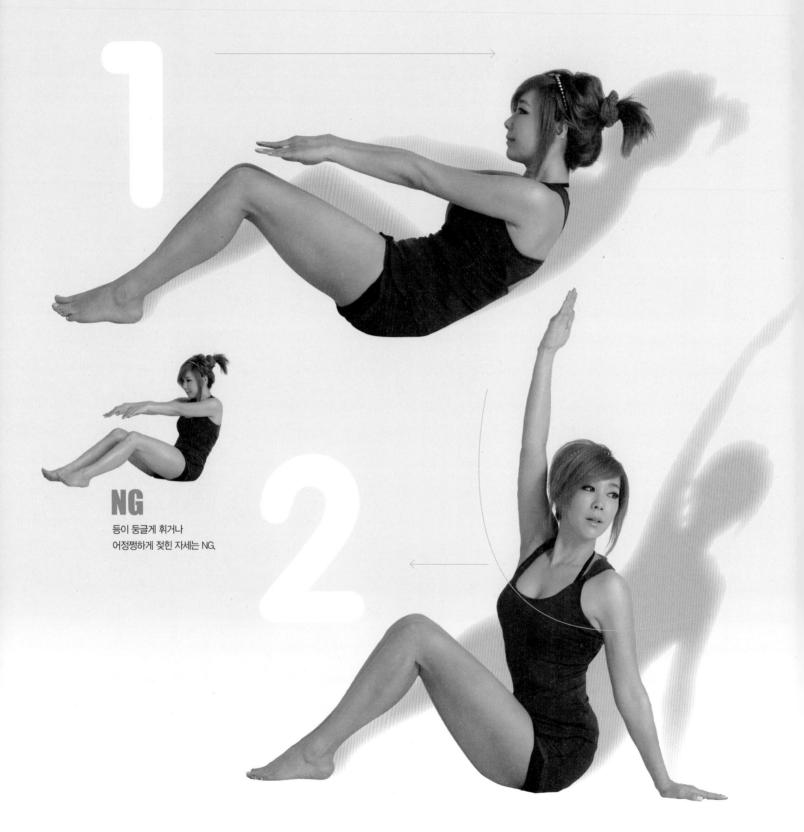

NG

등이 둥글게 휘거나
어정쩡하게 젖힌 자세는 NG.

1 무릎을 모아 세우고 상체를 최대한 뒤로 기울인 상태에서 **날숨** 복부 근육에 힘을 빼고 이완시킨다.

2 **날숨** 상체를 당겨 세우면서 왼팔은 바닥을 짚고 오른팔은 하늘로 뻗어올리면서 상체를 최대한 비튼다. 이때 골반과 무릎이 벌어지지 않도록 주의한다.

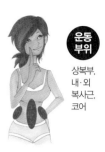

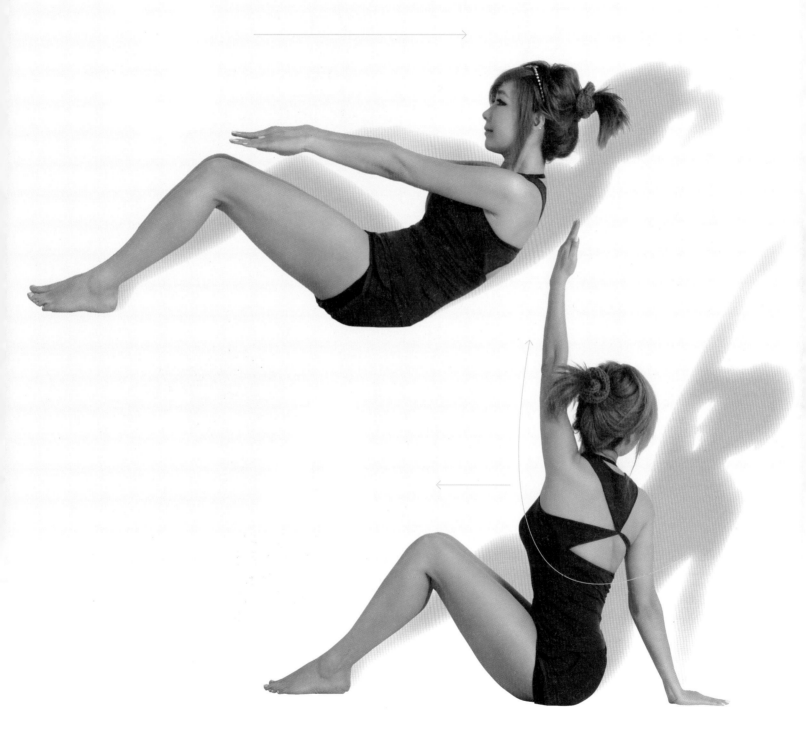

3 **들숨** 천천히 ①의 자세로 원위치한다.

4 **날숨** ②와 같은 요령으로 반대 방향으로 상체를 비튼다.

※ ①~④를 연결동작으로 정한 횟수만큼 반복한다.

상복부,
내·외
복사근,
코어

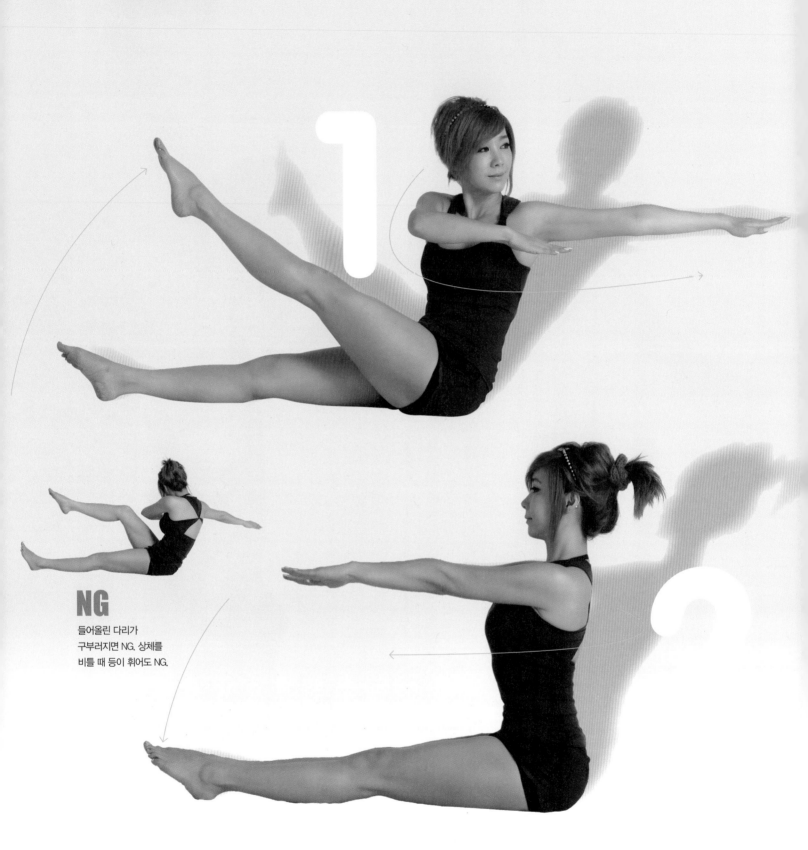

NG
들어올린 다리가
구부러지면 NG. 상체를
비틀 때 등이 휘어도 NG.

1 ②의 자세에서 **날숨** 옆구리와 하복부 근육을 강하게 수축시키
면서 왼쪽 다리를 들어올리고 두 팔을 왼쪽으로 힘껏 돌려 복부
근육 전체를 쥐어짜듯 틀어준다.

2 **들숨** 다리와 팔을 천천히 원위치한다.

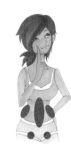

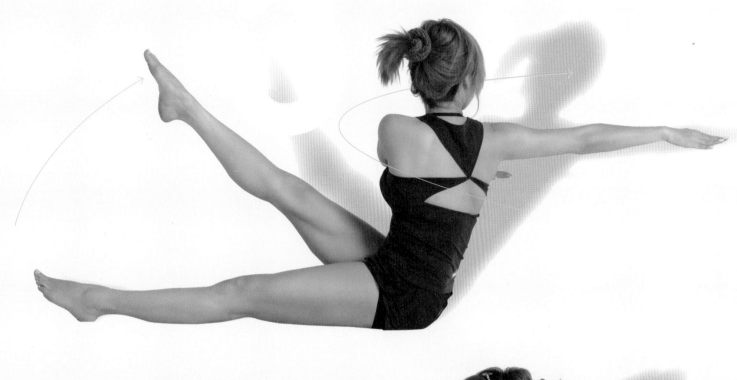

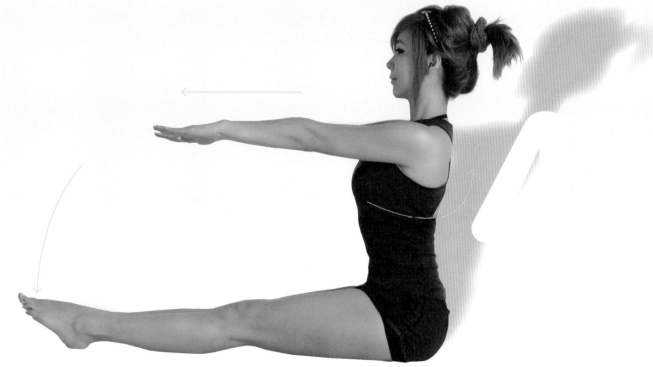

3 날숨 ①의 동작을 같은 요령으로 반대 방향으로 실시한다.

4 들숨 다리와 팔을 천천히 원위치한다.
※ ①~④를 연결동작으로 정한 횟수만큼 반복한다.

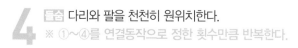

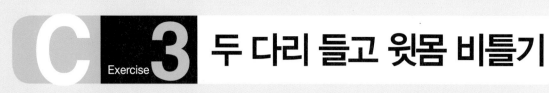

C Exercise 3 두 다리 들고 윗몸 비틀기

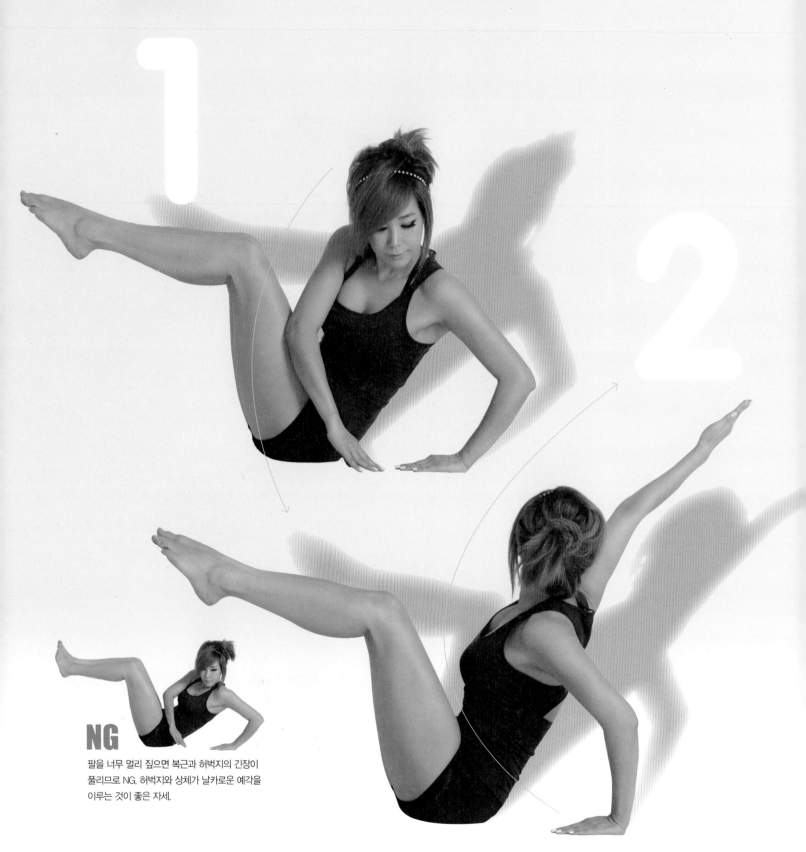

NG
팔을 너무 멀리 짚으면 복근과 허벅지의 긴장이
풀리므로 NG. 허벅지와 상체가 날카로운 예각을
이루는 것이 좋은 자세.

1 ②의 자세에서 **들숨** 복부와 몸통 근육 전체를 강하게 왼쪽으로
틀면서 오른손으로 왼쪽 바닥을 짚는다.

2 **날숨** 오른팔을 최대한 뒤쪽으로 쭉 뻗으면서 상체 위쪽 근육까
지 자극해 준다. 이때 골반을 고정시킨 상태에서 복부와 몸통의
근육을 최대한 늘려준다.

운동 횟수 | 8~16회 | **2~4set**

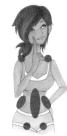
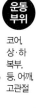

운동부위

코어,
상·하
복부,
등, 어깨,
고관절

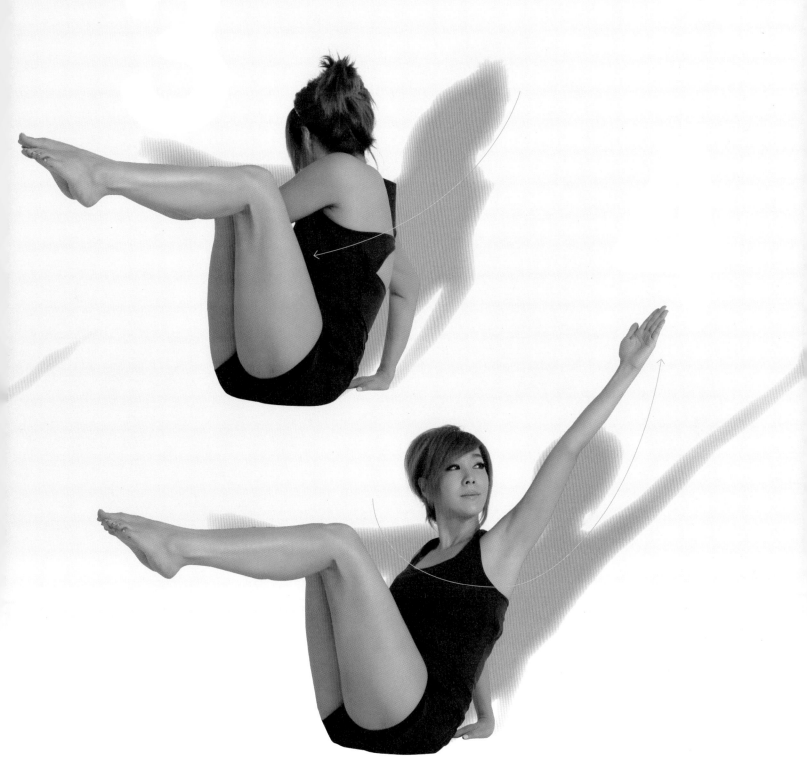

3 들숨 ①의 동작을 같은 요령으로 반대 방향으로 실시한다.

4 날숨 ②의 동작을 같은 요령으로 반대 방향으로 실시한다.
※ ①~④를 정한 횟수만큼 반복한 다음 방향을 바꾸어 같은 횟수만큼 실시한다.

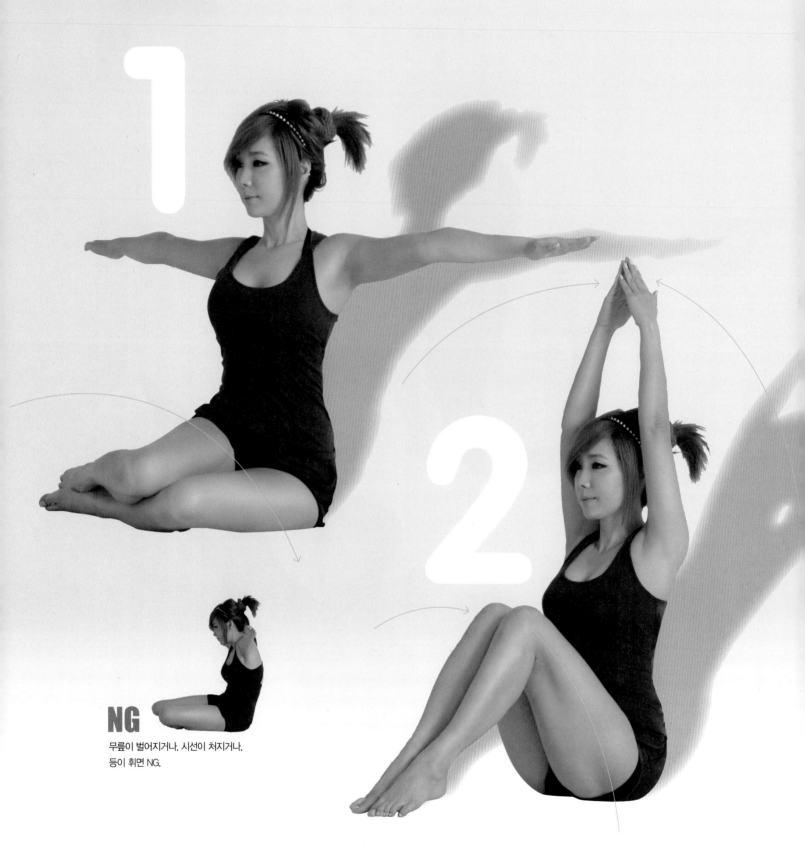

1

NG
무릎이 벌어지거나, 시선이 처지거나,
등이 휘면 NG.

2

1 들숨 손등이 위를 향하도록 두 팔을 어깨와 일직선으로 벌리고
두 다리를 포개 바닥에 닿도록 내려 옆구리 근육을 자극한다.

2 날숨 팔을 머리 위로 들어올림과 동시에 무릎을 똑바로 세운다.
이때 허리를 펴고 몸통의 축과 무릎에 힘을 모은다. 발뒤꿈치를
들면 허벅지 안쪽에 힘이 들어가 전신의 긴장을 유지할 수 있다.

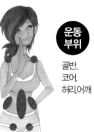

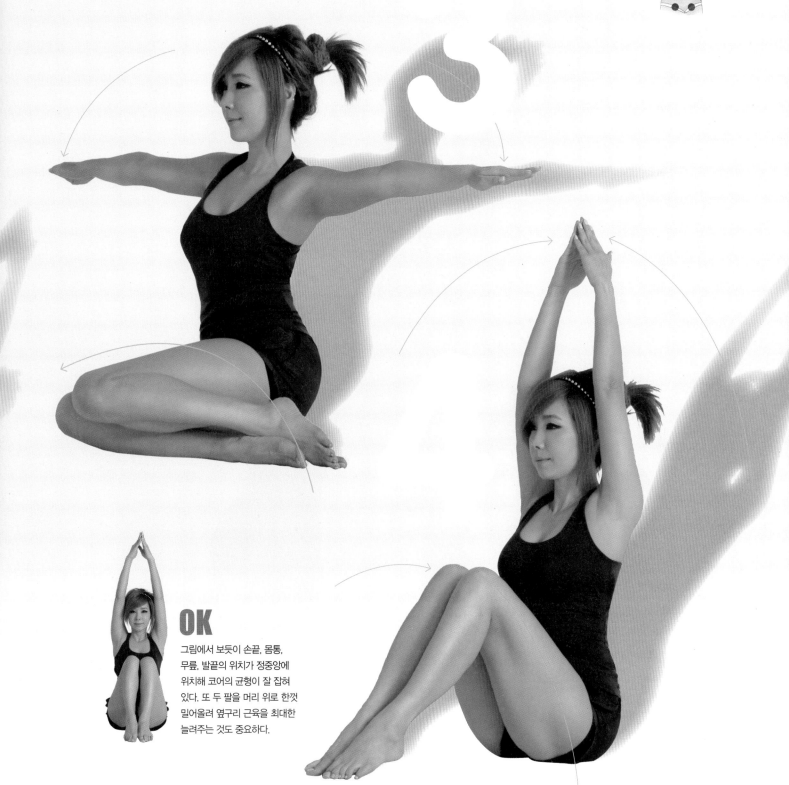

OK

그림에서 보듯이 손끝, 몸통,
무릎, 발끝의 위치가 정중앙에
위치해 코어의 균형이 잘 잡혀
있다. 또 두 팔을 머리 위로 한껏
밀어올려 옆구리 근육을 최대한
늘려주는 것도 중요하다.

3 틀숨 팔을 내리면서 ①의 동작을 같은 요령으로 반대방향으로
실시한다.

4 날숨 ②의 자세로 천천히 돌아간다.
※ ①~④의 동작을 정한 횟수만큼 반복한다.

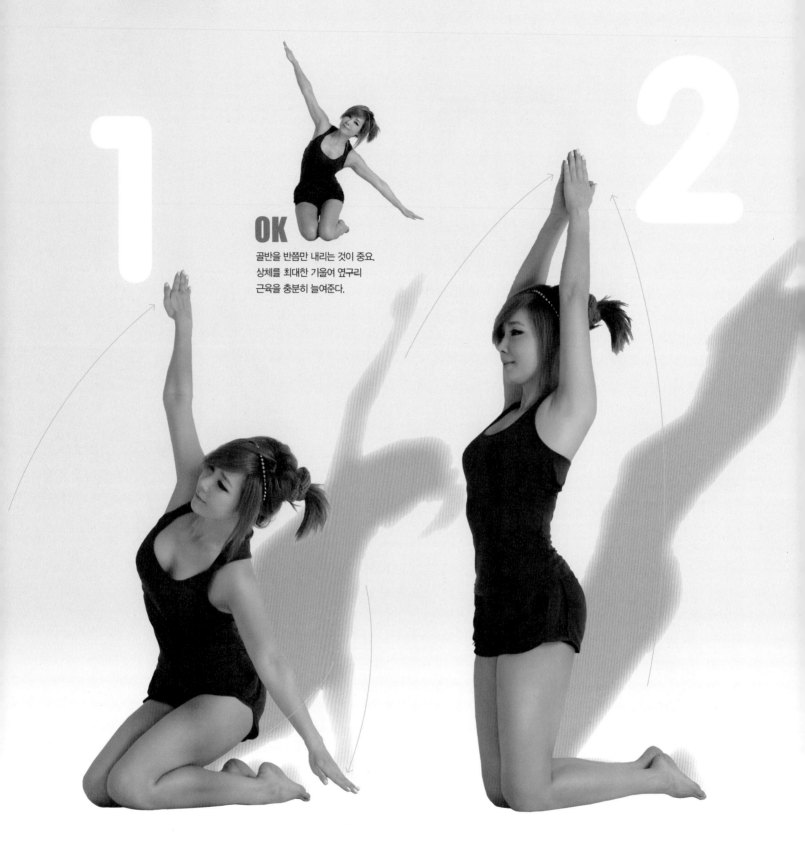

OK

골반을 반쯤만 내리는 것이 중요.
상체를 최대한 기울여 옆구리
근육을 충분히 늘여준다.

1 ②의 자세에서 **들숨** 골반을 오른쪽으로 틀면서 반쯤 내리는 것과 동시에 팔은 어깨와 일직선이 되도록 벌리면서 왼쪽으로 기울여 옆구리 근육을 자극한다.

2 **날숨** 허리와 골반을 옆구리를 늘리듯이 곧추세움과 동시에 두 팔은 손바닥이 닿도록 머리 위로 모아 올린다. 이때 허벅지 안쪽에 힘을 줘 괄약근을 조이듯이 한다.

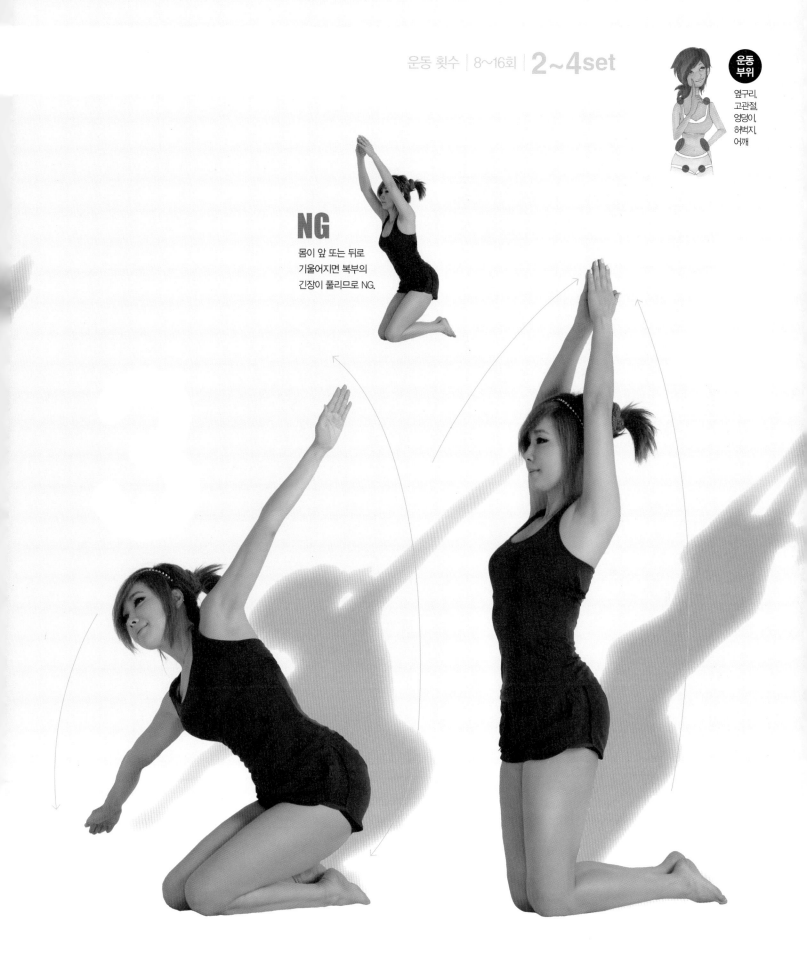

NG

몸이 앞 또는 뒤로
기울어지면 복부의
긴장이 풀리므로 NG.

3 들숨 ①의 동작을 같은 요령으로 반대 방향으로 실시한다.

4 날숨 ②의 자세로 천천히 돌아간다.
※ ①~④를 연결동작으로 정한 횟수만큼 반복한다.

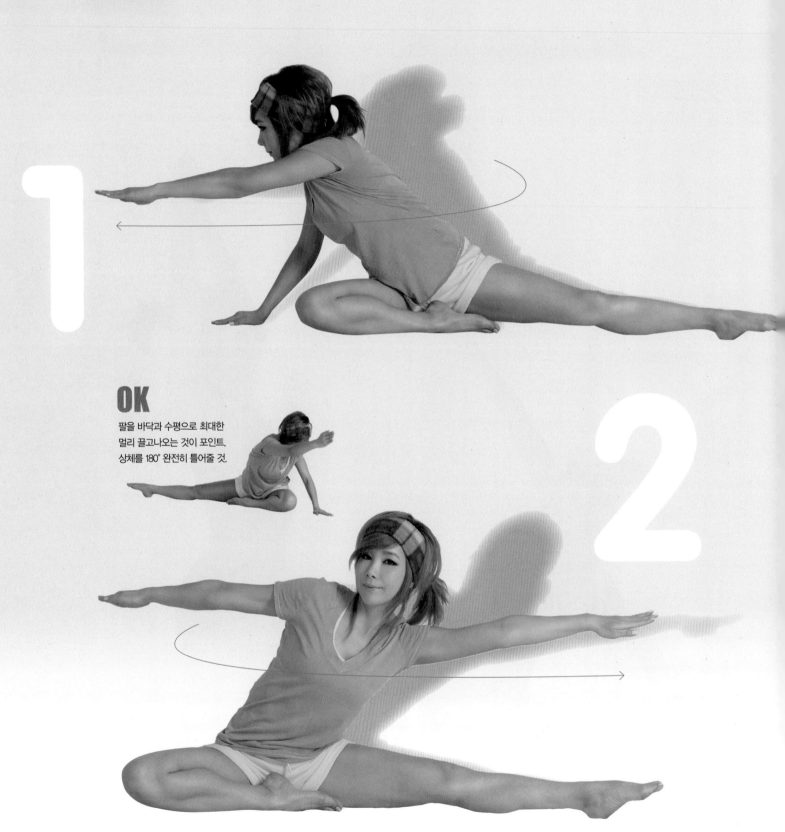

1

OK
팔을 바닥과 수평으로 최대한
멀리 끌고나오는 것이 포인트.
상체를 180° 완전히 틀어줄 것.

2

1 ②의 자세에서 **들숨** 상체를 바깥으로 틀어 하체 반대쪽으로 기울이면서 오른손은 바닥을 짚고 외팔은 앞으로 쭉 뻗어 옆구리와 몸통 근육을 한껏 늘려준다.

2 하체는 고정시킨 상태에서 **날숨** 상체를 다리 쪽으로 밀어 옆구리와 몸통의 근육을 한껏 늘려준다. 이때 팔은 어깨와 일직선이 되도록 수평으로 벌린다.

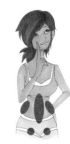
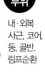

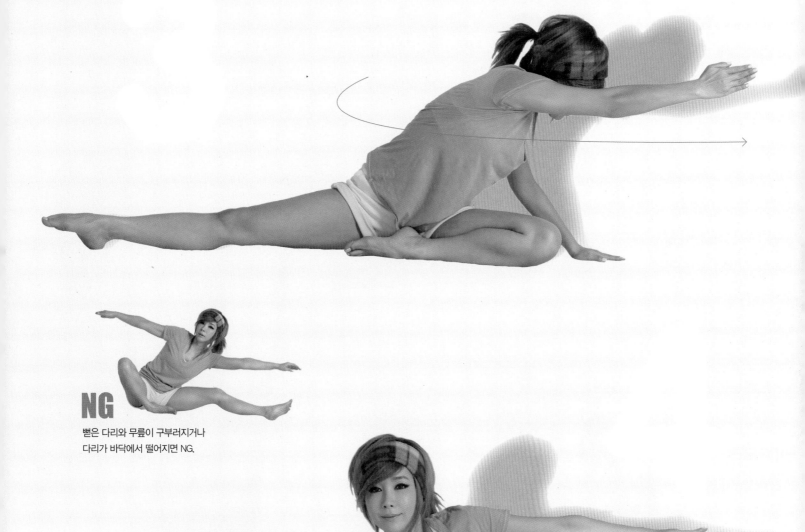

NG

뻗은 다리와 무릎이 구부러지거나
다리가 바닥에서 떨어지면 NG.

3 **들숨** ①의 동작을 같은 요령으로 반대 방향으로 실시한다.

4 **날숨** ②의 동작을 같은 요령으로 반대 방향으로 실시한다.
※ ①~②를 연결동작으로 정한 횟수만큼 반복한 다음 ③~④
를 연결동작으로 같은 횟수만큼 실시한다.

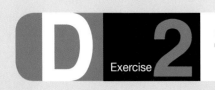

팔 앞뒤로 뻗어 윗몸 비틀기

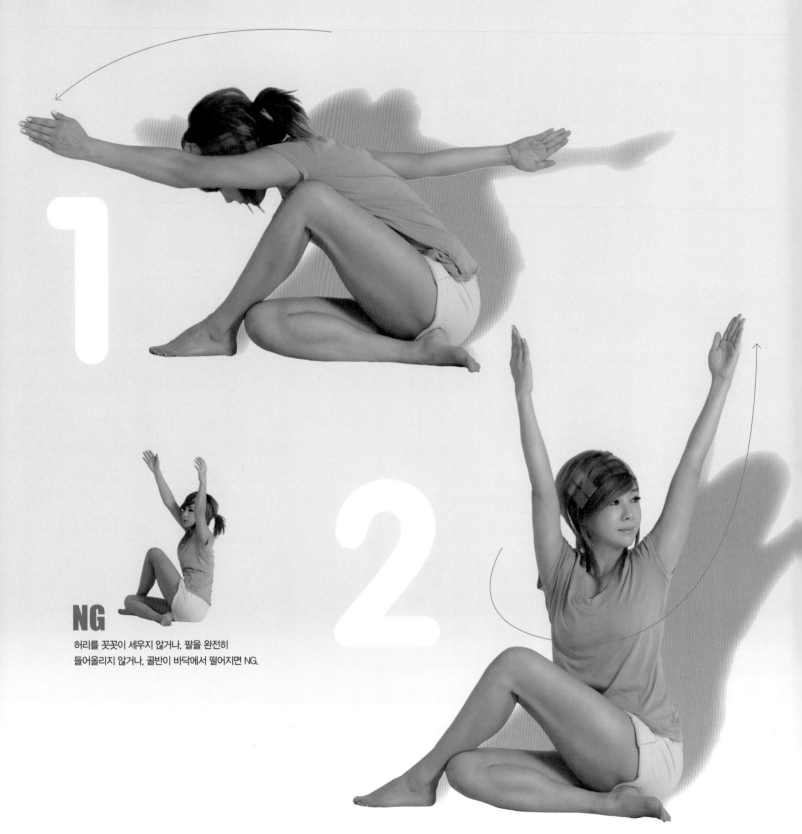

NG

허리를 꼿꼿이 세우지 않거나, 팔을 완전히
들어올리지 않거나, 골반이 바닥에서 떨어지면 NG.

1 ②의 자세에서 **들숨** 몸통을 앞으로 숙이면서 왼팔은 앞으로 오른팔은 뒤로 최대한 높이 뻗는다. 이때 무릎을 세운 다리가 몸통에서 떨어지지 않도록 주의한다.

2 ①의 자세에서 **날숨** 다리와 골반을 고정시킨 채 상체를 들어 비틀면서 두 팔을 머리 위로 뻗어올린다. 상체를 최대한 비틀어 옆구리와 몸통 근육을 자극한다.

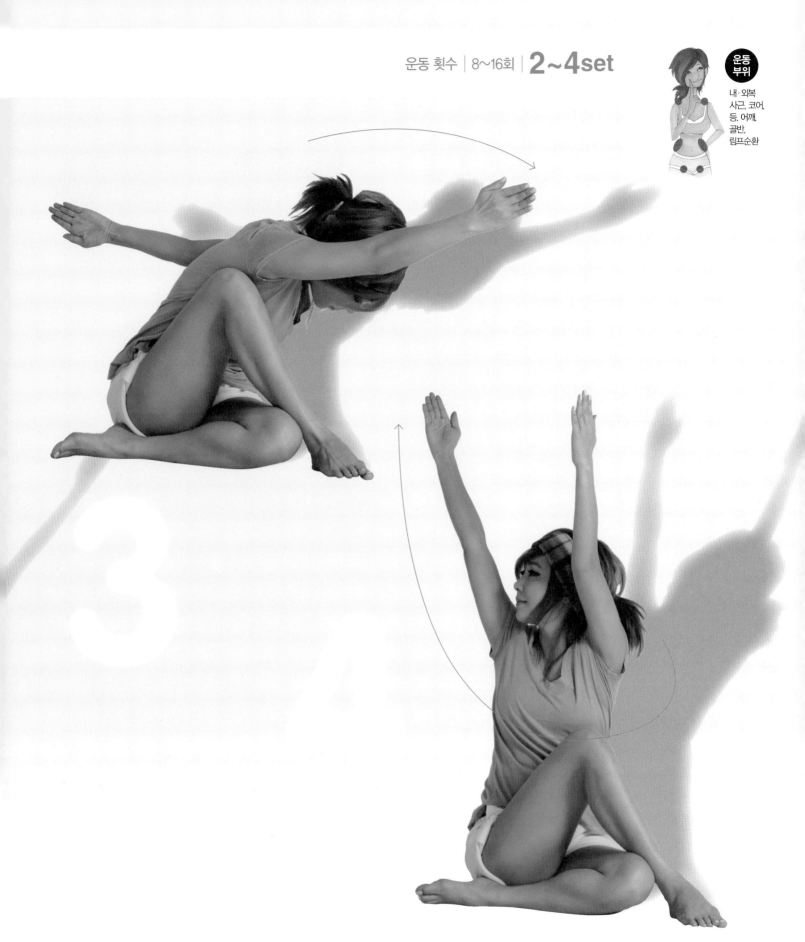

3 틀숨 ①의 동작을 같은 요령으로 반대 방향으로 실시한다.

4 날숨 ②의 동작을 같은 요령으로 반대 방향으로 실시한다.
※ ①~②를 연결동작으로 정한 횟수만큼 반복한 뒤 자세를 바꾸어 ③~④를 연결동작으로 같은 횟수만큼 실시한다.

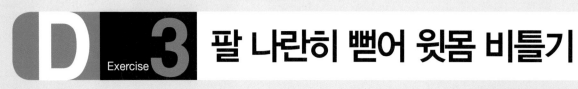

D Exercise 3 팔 나란히 뻗어 윗몸 비틀기

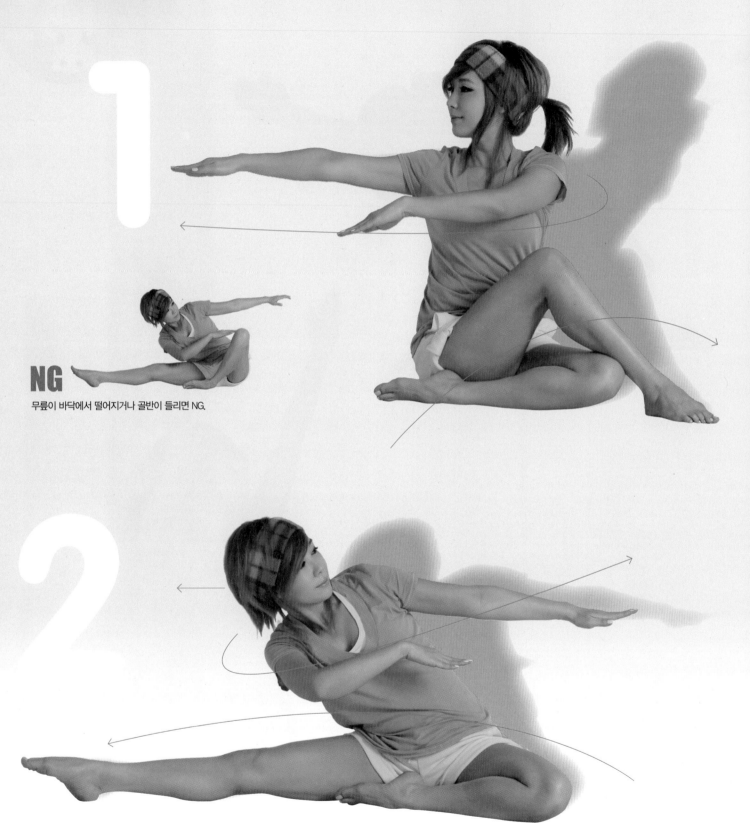

NG
무릎이 바닥에서 떨어지거나 골반이 들리면 NG.

1 그림과 같이 다리를 교차시킨 상태에서 **들숨** 두 팔을 다리 반대
쪽으로 돌리면서 상체를 한껏 비튼다.

2 **날숨** 오른쪽 다리를 반대쪽으로 쭉 뻗으면서 팔은 왼쪽, 상체는
오른쪽으로 기울여 옆구리와 몸통의 근육을 한껏 늘려준다. 이
때 골반과 하체는 안정되게 고정시키고 접은 다리의 무릎이 바
닥에서 떨어지지 않도록 한다.

운동 횟수 | 8~16회 | **2~4set**

운동 부위

내·외복
사근, 코어
골반,
림프순환

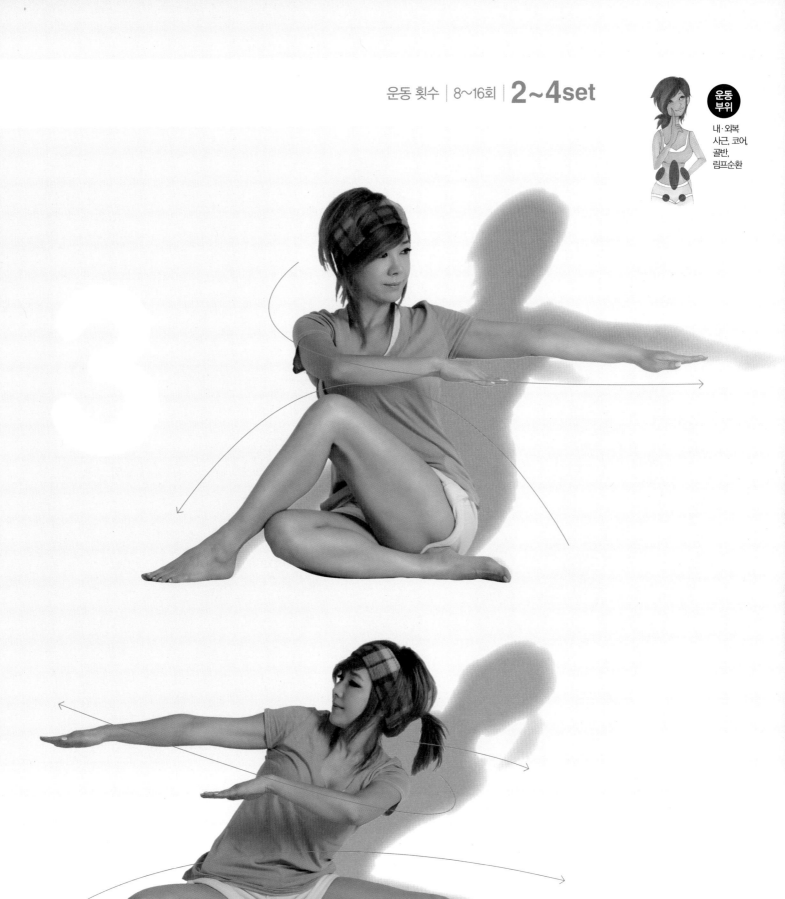

3 **들숨** ①의 동작을 같은 요령으로 반대 방향으로 실시한다.

4 **날숨** ②의 동작을 같은 요령으로 반대 방향으로 실시한다.
※ ①~②를 연결동작으로 정한 횟수만큼 반복한 뒤 자세를 바
꾸어 ③~④를 연결동작으로 같은 횟수만큼 실시한다.

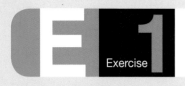

모로 누워 다리 들기

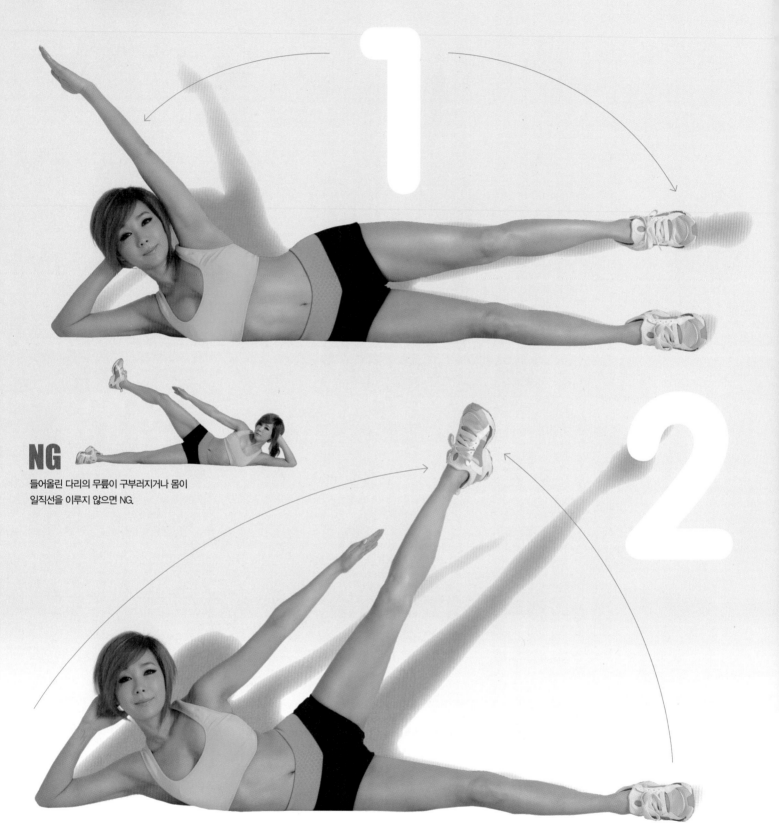

NG
들어올린 다리의 무릎이 구부러지거나 몸이
일직선을 이루지 않으면 NG.

1 모로 누워 **들숨** 오른손으로 머리를 괴고 왼팔은 귀에 닿듯이 뻗
고 왼쪽 다리를 가볍게 든다.

2 **날숨** 상체를 살짝 들어올리는 기분으로 왼 팔을 다리 쪽으로 향
하면서 복부 측면 근육을 강하게 수축시켜 왼쪽 다리를 최대한
높이 당겨올린다.

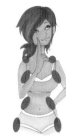

운동
부위

팔 안쪽,
어깨,
내·외 복사근,
엉덩이, 허벅지
옆부분

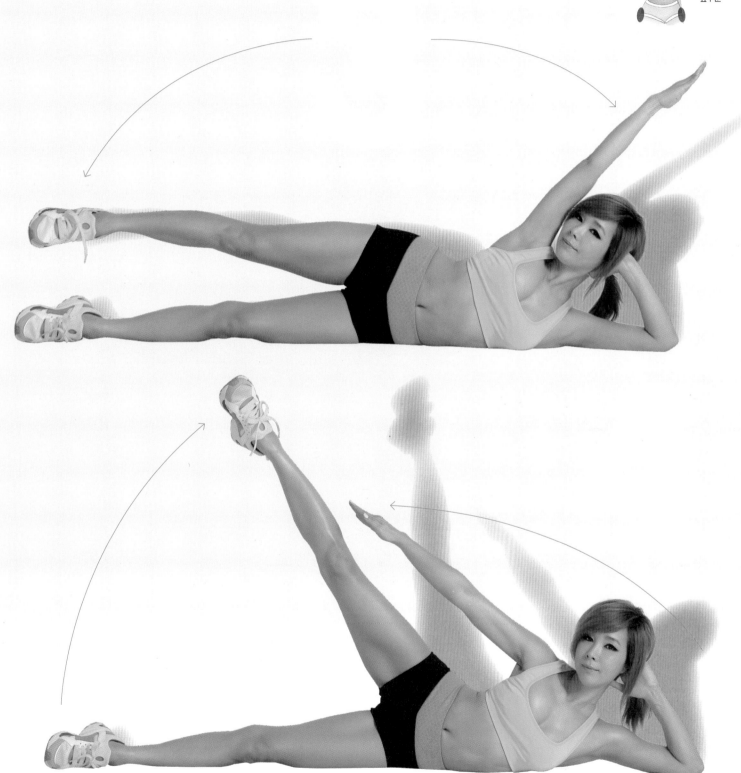

3 들숨 ①의 동작을 같은 요령으로 반대 방향으로 실시한다.

4 날숨 ②의 동작을 같은 요령으로 반대 방향으로 실시한다.
※ ①~②를 연결동작으로 정한 횟수만큼 반복한 다음 자세를
바꾸어 ③~④를 연결동작으로 같은 횟수만큼 실시한다.

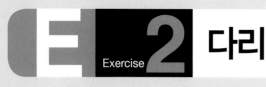

다리 젓기

운동 횟수 | 한계점까지 | **3set**

운동
부위

하복부,
내·외
복사근,
고관절

1

2

1 반듯하게 누워 두 팔은 손등이 위를 향하도록 골반 옆에 가만히
놓은 자세에서 두 다리를 가볍게 들어올린 뒤 복부 근육을 강하
게 수축시키면서 왼쪽 다리를 최대한 높이 들어올린다. 호흡은
다리를 들어올릴 때 내쉬고 다리를 내리면서 들이마신다.

2 ①과 같은 방법으로 오른쪽 다리를 들어올린다.
※①, ②를 연속동작으로 실시해도 좋다.

컬드 레그 윗몸 비틀기

운동 횟수 │ 세트 당 한계점까지 │ **3set**

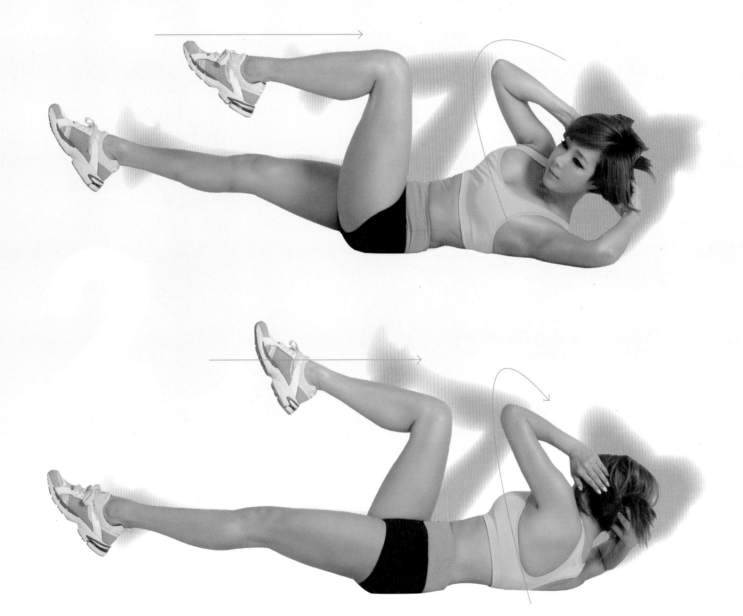

OK

골반은 고정시키고 무릎은 살짝 구부린
상태에서 발을 가볍게 들고, 상체를 들듯이
비틀어 넘기는 것이 좋은 자세.

1 두 손으로 가볍게 머리를 받치고 누워 왼쪽 다리는 직각으로 구부려 가슴 쪽으로 당기고 오른쪽 다리는 자연스럽게 바닥에 둔 상태에서 **날숨** 하복부 근육을 수축시켜 상체를 왼쪽으로 틀어 올린다. **들숨** 상체를 천천히 원위치한다.

2 자세를 바꾸어 ①의 동작을 같은 요령으로 반대 방향으로 실시한다.
※①, ②를 연속동작으로 정한 횟수만큼 반복한 뒤 자세를 바꾸어 반대 방향으로 같은 횟수만큼 실시한다.

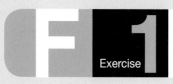

윗몸 비틀기

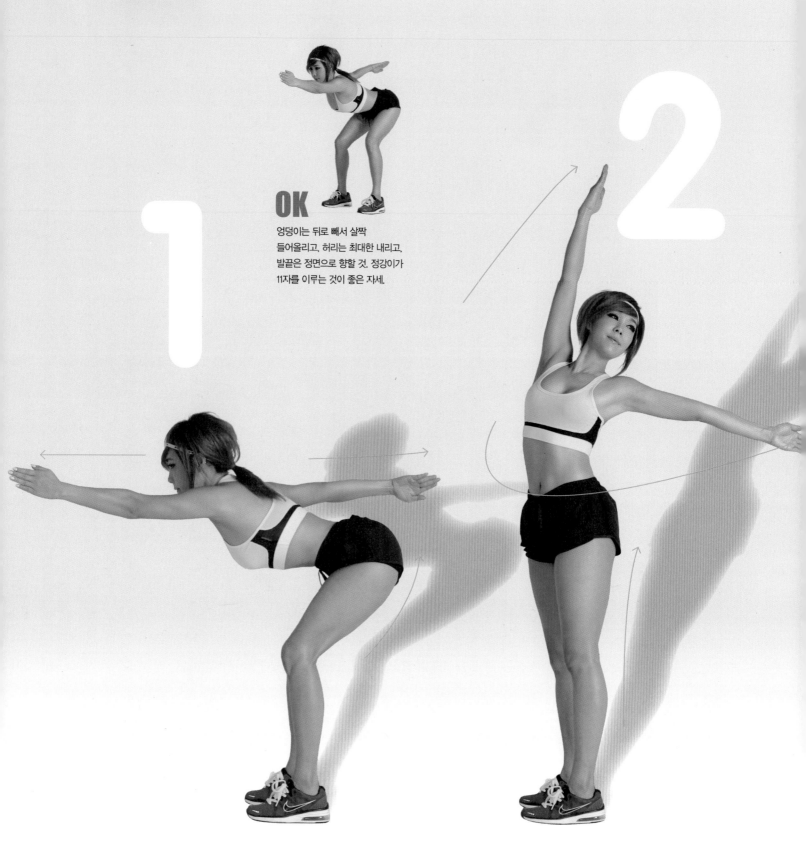

OK

엉덩이는 뒤로 빼서 살짝
들어올리고, 허리는 최대한 내리고,
발끝은 정면으로 향할 것. 정강이가
11자를 이루는 것이 좋은 자세.

1 발을 어깨넓이만큼 벌리고 무릎은 살짝 구부려 기마자세를 취한 다음 **들숨** 상체를 지면과 수평이 되도록 수그리고 두 팔은 앞뒤로 쭉 뻗는다. 이때 복부를 비롯한 전신의 근육은 이완된 상태를 유지한다.

2 **날숨** 무릎과 허리를 곧게 펴는 것과 동시에 오른팔은 머리 위로 왼팔은 몸통 뒤쪽으로 뻗으면서 가슴을 내밀고 어깨는 뒤로 한껏 젖혀 몸통 근육을 쭉 늘려준다.

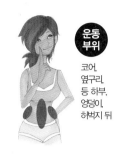

운동 부위

코어,
옆구리,
등 하부,
엉덩이,
허벅지 뒤

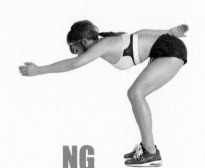

NG

등이 굽으면 허리에 부담이
가중되고 부상 위험이 있으므로 NG.
상체 중심이 앞으로 쏠려도 NG.

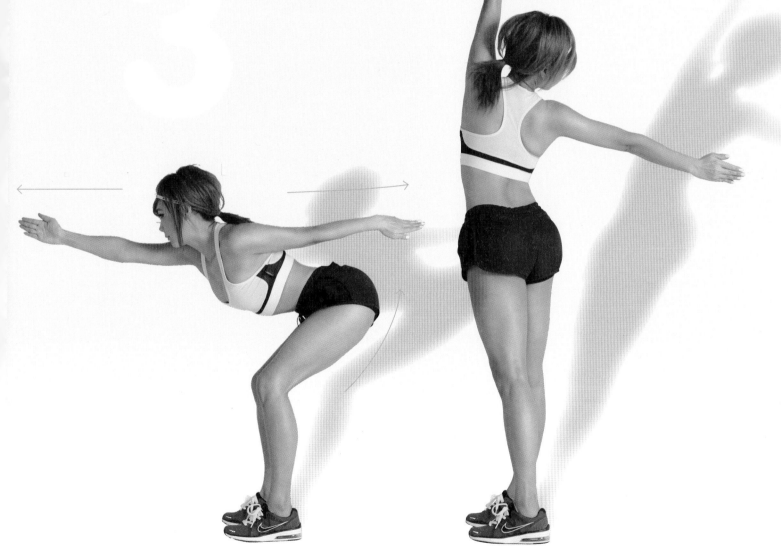

3 자세를 바꾸어 **들숨** ①의 동작을 같은 요령으로 반대 방향으로
실시한다.

4 **날숨** ②의 동작을 같은 요령으로 반대 방향으로 실시한다.
※ ①~②를 연결동작으로 정한 횟수만큼 반복한 다음 자세를
바꾸어 ③~④를 연결동작으로 같은 횟수만큼 실시한다.

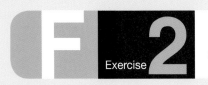
스트레이트 레그 옆구리 늘리기

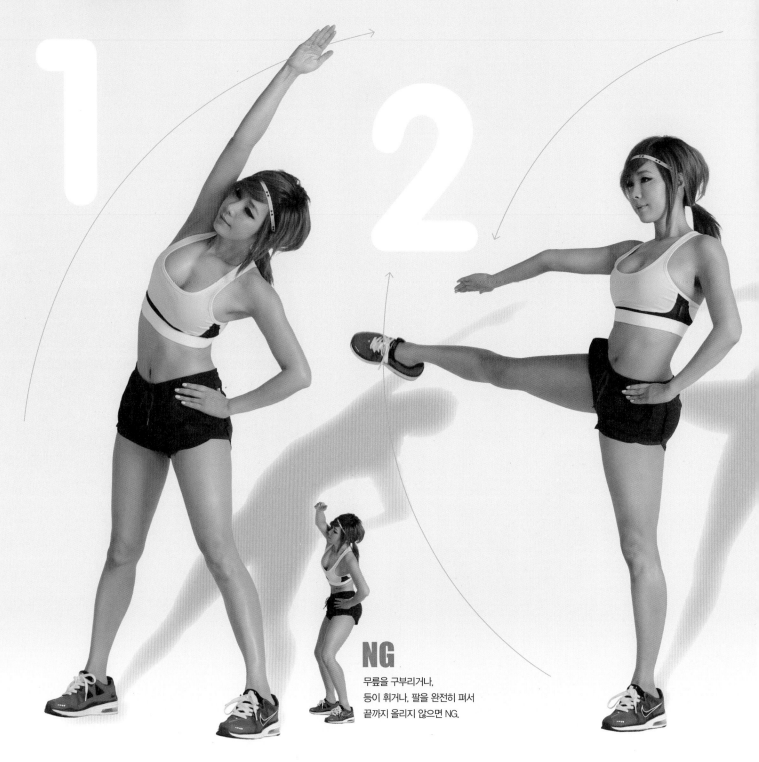

NG

무릎을 구부리거나,
등이 휘거나, 팔을 완전히 펴서
끝까지 올리지 않으면 NG.

1 어깨 넓이보다 약간 더 넓게 벌리고 선 자세에서 **들숨** 왼손을 골반 옆에 가볍게 대고 오른팔은 하늘로 쭉 들어올리면서 상체를 왼쪽으로 한껏 젖혀 옆구리 근육을 최대한 늘려준다.

2 **날숨** 팔을 바닥과 수평으로 내리면서 상체를 세우는 것과 동시에 오른쪽 다리를 곧게 편 상태에서 최대한 높이 들어올려 옆구리, 허벅지, 엉덩이 측면의 근육을 수축시킨다.

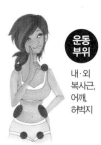

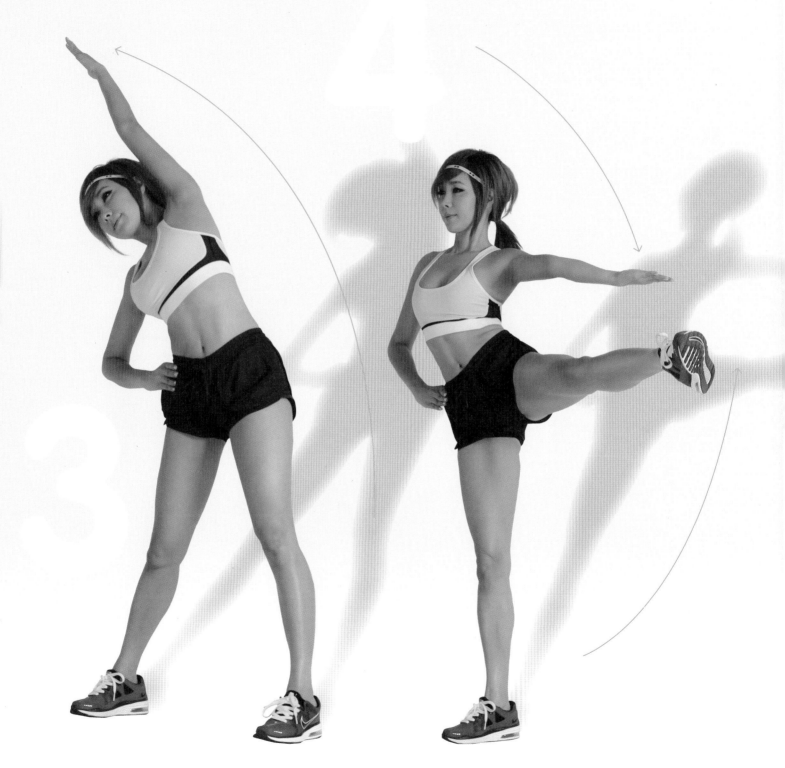

3 자세를 바꾸어 🔲들숨 ①의 동작을 같은 요령으로 반대 방향으로
실시한다.

4 🔲날숨 ②의 동작을 같은 요령으로 반대 방향으로 실시한다.
※ ①~②를 연결동작으로 정한 횟수만큼 반복한 다음 ③~④
를 연결동작으로 같은 횟수만큼 실시한다.

컬드레그 옆구리 늘리기 1

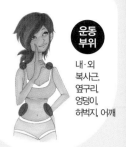
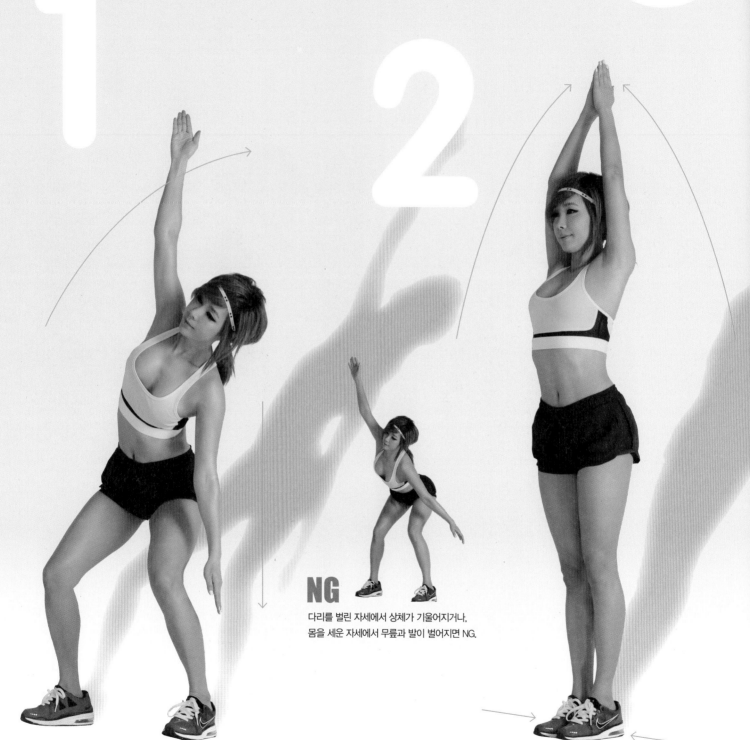

1

2

NG
다리를 벌린 자세에서 상체가 기울어지거나,
몸을 세운 자세에서 무릎과 발이 벌어지면 NG.

1 오른팔은 위로 왼팔은 아래로 기울이면서 상체를 왼쪽으로 한껏 젖혀 옆구리와 허벅지 근육에 강한 자극을 가한다. 이때 복부에 힘을 모으고 숨은 참는다. 체중은 발뒤꿈치에 싣는다. 발끝이 정면을 향하도록 어깨 넓이보다 조금 더 넓게 한다.

2 들숨 날숨 무릎을 펴면서 다리를 모은다. 이때 의식적으로 허벅지 안쪽과 양손에 힘을 모으고, 손끝을 최대한 높이 들어 옆구리 근육을 늘려준다. ※ ①~②를 연결동작으로 정한 횟수만큼 반복한 뒤 반대 방향으로 같은 횟수만큼 실시한다.

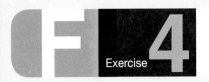

Exercise 4 컬드레그 옆구리 늘리기 2

운동 횟수 | 각 8~16회 | **4~8set**

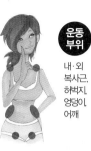
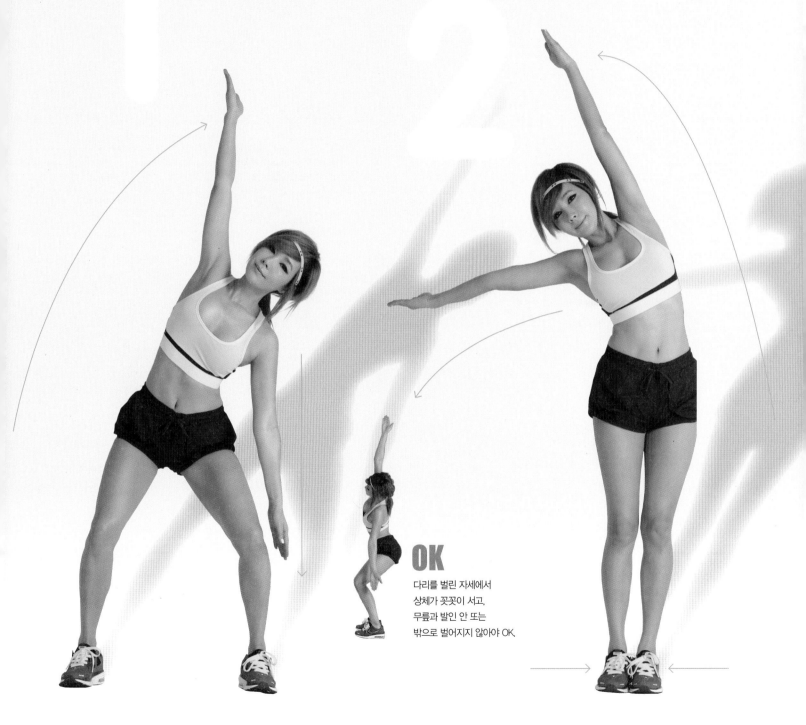

OK
다리를 벌린 자세에서
상체가 꼿꼿이 서고,
무릎과 발이 안 또는
밖으로 벌어지지 않아야 OK.

1 52쪽 ①의 동작을 같은 요령으로 실시한다.

2 들숨 날숨 왼쪽 다리를 당겨 다리를 모으는 것과 동시에 오른팔은 지면과 수평으로 왼팔은 머리 위로 뻗으면서 상체를 왼쪽으로 한껏 젖힌다. ※ ①~②를 연결동작으로 정한 횟수만큼 반복한 다음 반대 방향으로 같은 횟수만큼 실시한다.

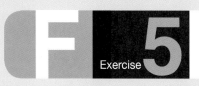

F 5 크로스 암 옆구리 늘리기 1

Exercise 5

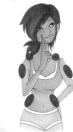
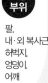

운동
부위

팔,
내·외 복사근,
허벅지
엉덩이
어깨

NG

상체가 앞으로 쏠리거나,
시선이 처지거나,
등이 휘거나, 팔을 힘차게
쭉 펴서 끝까지 회전시키지
않으면 NG.

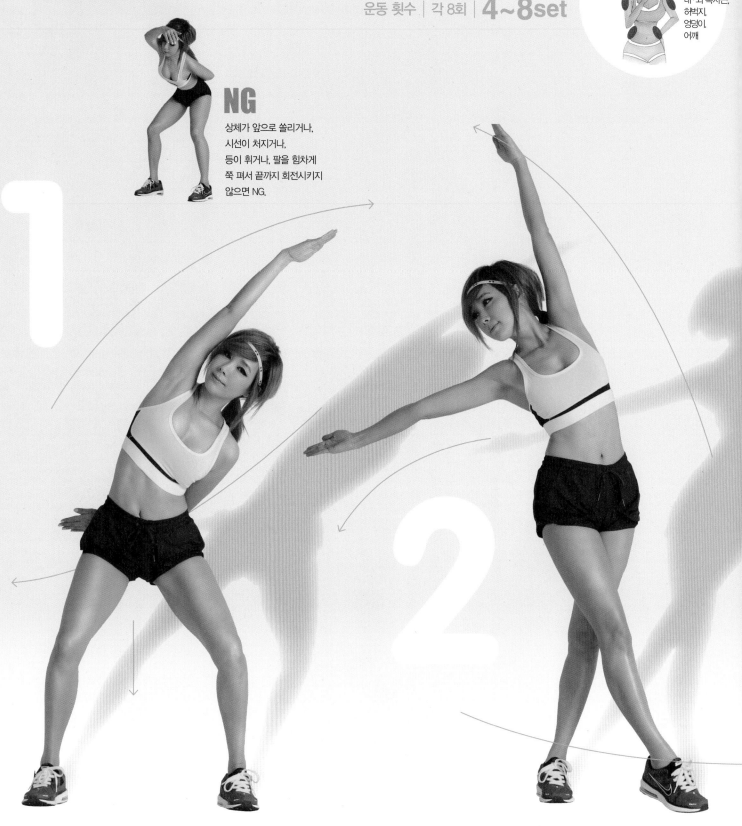

1 52쪽 ①의 자세에서 한 팔은 엉덩이 뒤로, 다른 한 팔은 하늘로 들어올리며 상체를 기울여 옆구리 근육을 최대한 늘린다. 골반과 무릎은 고정시키고 엉덩이를 뒤로 빼 엉덩이와 허벅지도 함께 긴장을 유지하고, 숨을 참아 복부 근육에 힘을 모은다.

2 들숨 날숨 왼쪽 다리를 축으로 다리가 교차하도록 오른 발을 끌어당기면서 몸을 세우고, 왼팔을 들어올리면서 상체를 오른쪽으로 한껏 젖힌다. ※ ①~②를 연결동작으로 정한 횟수만큼 반복한 뒤 반대 방향으로 같은 횟수만큼 실시한다.

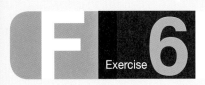

F 6 Exercise 크로스 암 옆구리 늘리기 2

운동 횟수 | 각 8회 | **4~8set**

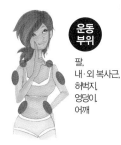

운동 부위

팔,
내·외 복사근,
허벅지,
엉덩이,
어깨

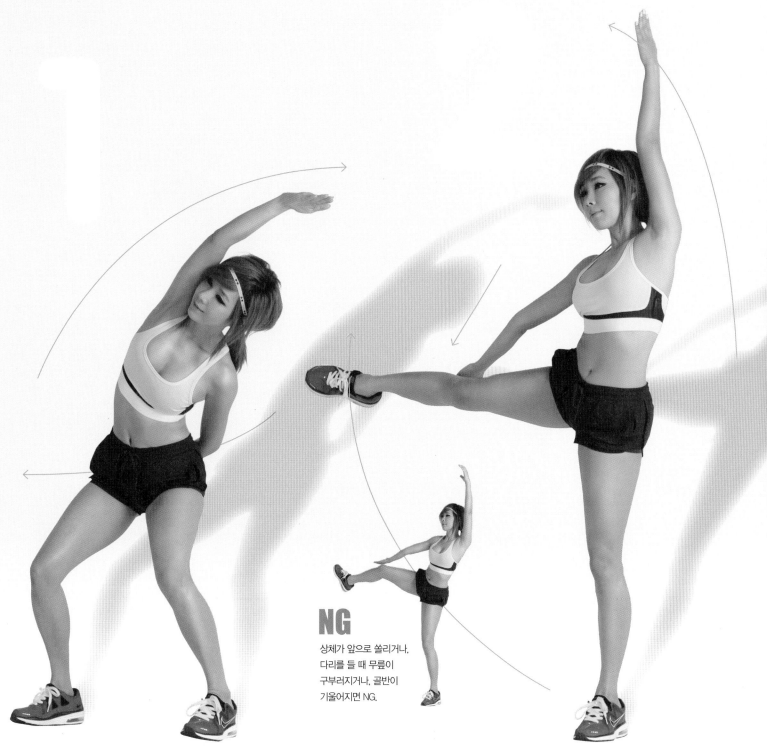

NG

상체가 앞으로 쏠리거나,
다리를 들 때 무릎이
구부러지거나, 골반이
기울어지면 NG.

1 숨을 참으면서 F5의 ①의 동작을 같은 요령으로 실시한다.

2 들숨 날숨 왼쪽 다리를 축으로 몸을 세우면서 오른쪽 다리를 최대한 높이 들어올린다. 오른손은 다리를 가볍게 잡아주고 왼팔은 하늘로 뻗어올린다. ※ ①~②를 연결동작으로 정한 횟수만큼 반복한 다음 반대 방향으로 같은 횟수만큼 실시한다.

55

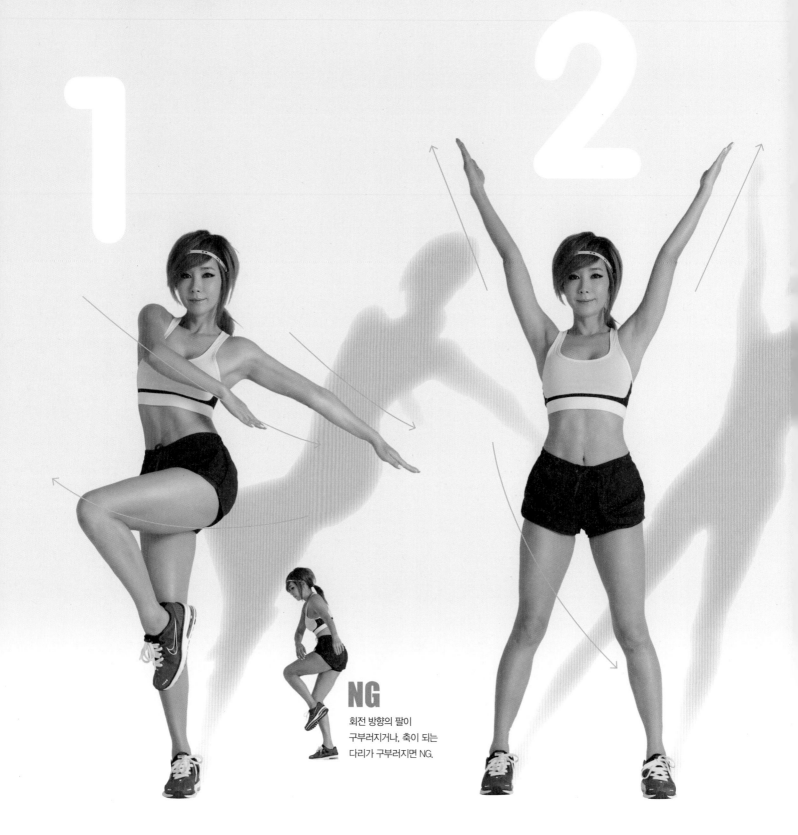

NG
회전 방향의 팔이
구부러지거나, 축이 되는
다리가 구부러지면 NG.

1 들숨 복부 근육을 수축시키면서 팔과 다리가 서로 어긋나는 방향으로 팔은 쭉 내리고 다리는 사선으로 최대한 당겨올린다.

2 날숨 당겨올렸던 다리를 발 사이가 어깨 넓이보다 좀 더 넓고 발끝이 정면을 향하도록 내리면서 두 팔을 들어올린다. 이때 어깨를 들썩이면 승모근에 힘이 들어가므로 주의한다.

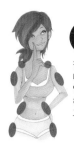

운동 부위

팔, 어깨,
내·외 복사근,
엉덩이,
허벅지,
고관절

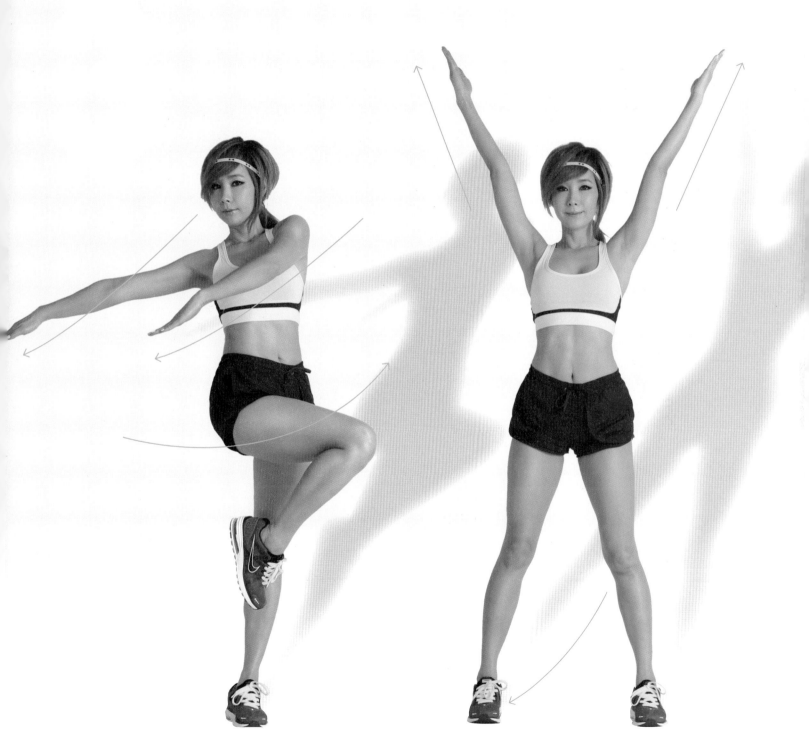

3 들숨 ①의 동작을 같은 요령으로 반대 방향으로 실시한다.

4 날숨 ②의 동작을 같은 요령으로 실시한다.
※ ①~②를 연결동작으로 정한 횟수만큼 반복한 뒤 ③~④를
연결동작으로 반대 방향으로 같은 횟수만큼 실시한다.

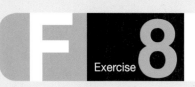

Exercise 8 크로스 레그 상체 틀기

운동 횟수 | 각 4~8회 | **4set**

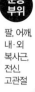

NG

몸을 세우면서 상체를 틀 때
골반과 하체가 함께 틀어지면 NG.
발바닥이 바닥에서 떨어지거나
안 또는 밖으로 벌어져도 NG.

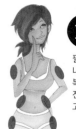

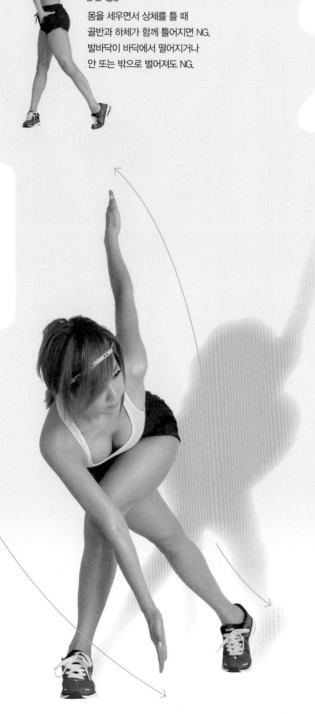

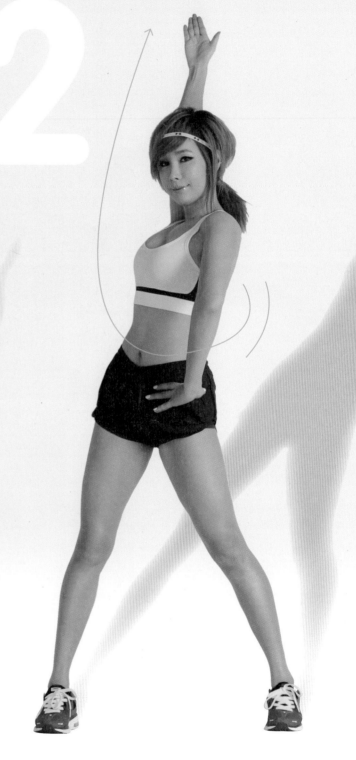

1 들숨 복부 측면과 몸통 근육을 수축시킴과 동시에 두 다리가 교차하도록 오른쪽 다리를 뒤로 쭉 빼면서 오른팔은 바닥을 향해 내리고 왼팔은 등 뒤로 곧게 뻗는다. 팔의 움직임을 최대화하여 가슴 왼쪽과 오른쪽 등 근육을 길게 늘려 준다.

2 날숨 오른쪽 다리를 원위치시키면서 몸을 곧추 세움과 동시에 아래로 내렸던 팔을 등 뒤로 뻗어올리면서 상체를 비틀고 왼손은 가볍게 골반을 짚어 준다. ※ ①~②를 연결동작으로 정한 횟수만큼 반복한 뒤 반대 방향으로 같은 횟수만큼 실시한다.

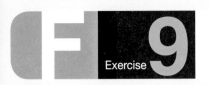

크로스 레그 상체 비틀기

운동 횟수 | 각 4~8회 | **4set**

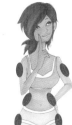

운동 부위

팔, 어깨
내·외
복사근,
전신,
고관절

NG

팔을 곧게 펴서 완전히
들어올리지 않으면 NG.

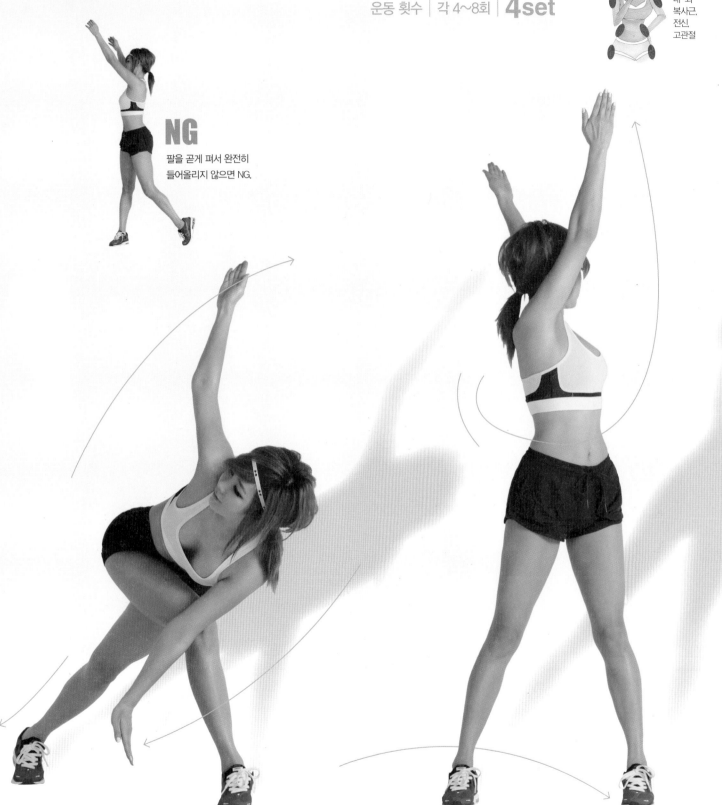

1 들숨 58쪽의 ①의 동작을 같은 요령으로 반대 방향으로
실시한다.

2 뒤로 뻗었던 다리를 원위치시키면서 두 팔을 모두 치켜들고 상
체를 숙였던 방향과 반대 방향으로 비튼다.
※ ①~②를 연결동작으로 정한 횟수만큼 반복한 뒤 방향을 바
꾸어 같은 횟수만큼 실시한다.

크로스 레그 상체 틀기

운동 횟수 | 각 8회 | **4set**

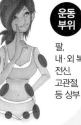

운동
부위

팔,
내·외 복사근,
전신,
고관절,
등 상부

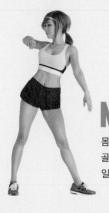

NG

몸을 세운 자세에서
골반이 기울어지거나, 두 팔과 어깨가
일직선을 이루지 않으면 NG.

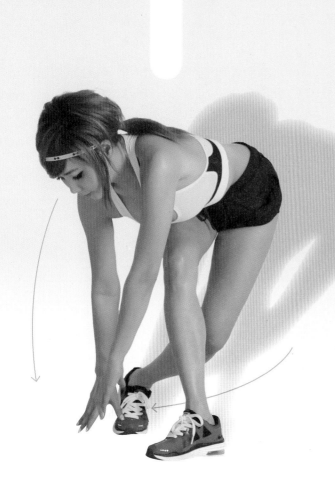

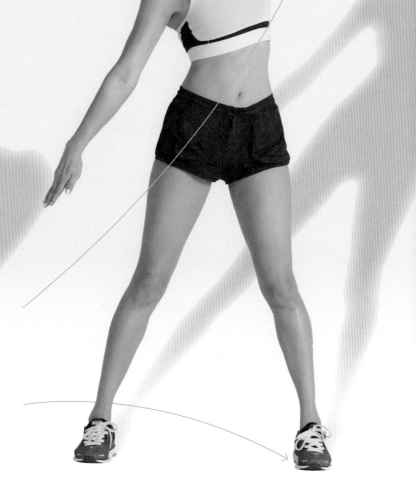

1 어깨 넓이보다 조금 더 넓게 벌리고 선 자세에서 **들숨** 왼쪽 다리를 두 다리가 교차하도록 왼쪽 뒤로 뻗고 복부 근육을 비틀면서 상체를 왼쪽으로 숙이고 두 팔도 지면에 닿을 정도로 찍어내린다. 골반을 들어올려 허벅지와 엉덩이 근육을 자극한다.

2 **날숨** 왼쪽 다리를 원위치하고 왼팔을 잡아뽑듯이 사선으로 당겨올려 몸을 세운다. 골반은 고정시킨 채 상체를 뒤로 젖혀 왼쪽 옆구리를 늘린다. ※ ①～②를 연결동작으로 정한 횟수만큼 반복한 뒤 자세를 바꿔 반대 방향으로 같은 횟수만큼 실시한다.

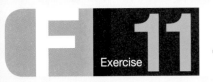

Exercise 11 크로스 레그 상체 넘기기

운동 횟수 | 각 8회 | **4set**

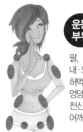

운동 부위

팔,
내·외 복사근,
허벅지,
엉덩이,
전신 등,
어깨

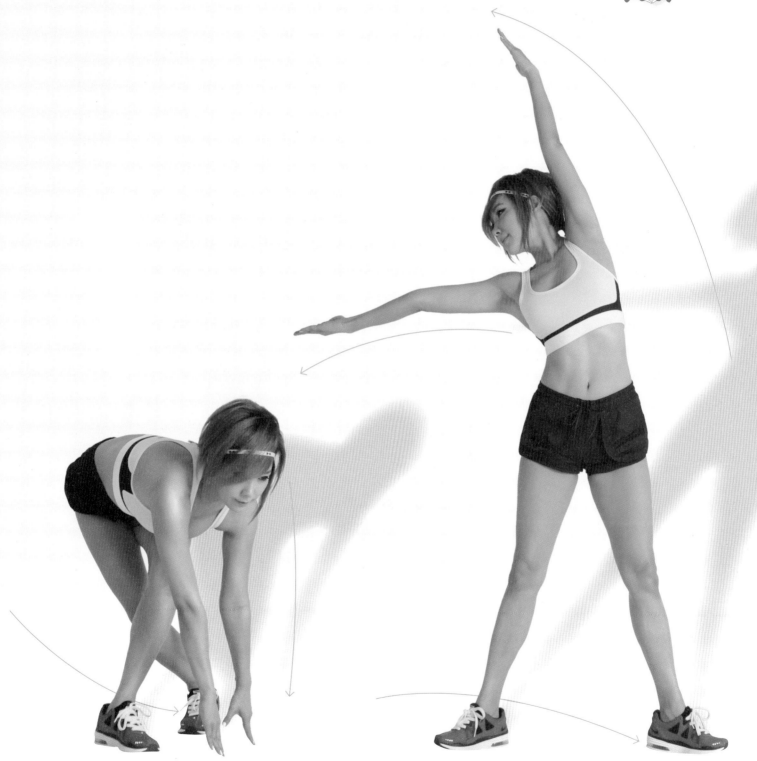

1 들숨 60쪽 ①의 동작을 같은 요령으로 반대 방향으로 실시한다.

2 날숨 뒤로 뻗었던 오른쪽 다리를 원위치하면서 몸을 세우고 두 팔은 서로 직각을 이루도록 하여 상체를 오른쪽으로 젖히며 옆 구리 근육을 늘려준다. ※ ①~②를 연결동작으로 정한 횟수만 큼 반복한 뒤 반대 방향으로 같은 횟수만큼 실시한다.

도전 비키니 운동 10

뷰티 트레이닝 35개 동작 가운데 복부 및 허리에 집중적으로
작용하는 운동 동작만 선별했다.

운동 요령 | 제시된 10개 동작을 정해진 운동량으로 21일간 매일 실시.

운동량 | 모든 동작을 능력에 따라 세트당 8~16회, 3세트 실시.
세트 사이에 30초간 휴식.

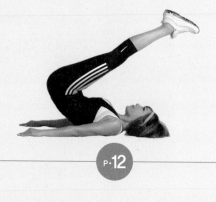

P.12

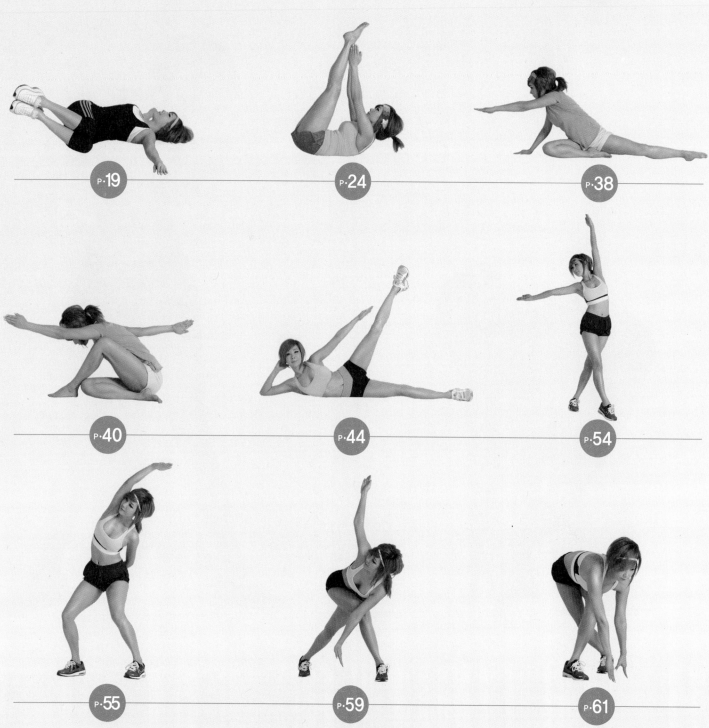

P.19　　P.24　　P.38

P.40　　P.44　　P.54

P.55　　P.59　　P.61

코어 강화 운동 10

몸의 중심축인 코어 부분에 집중적으로 작용하는

운동동작들만 따로 뽑아 놓았다.

운동 요령 | 제시된 10개 동작을 정해진 운동량으로 21일간 매일 실시.

운동량 | 모든 동작을 능력에 따라 세트당 8~16회, 3세트 실시.

세트 사이에 45초간 휴식.

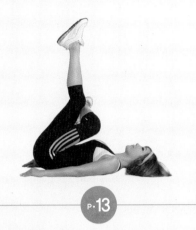

P·13

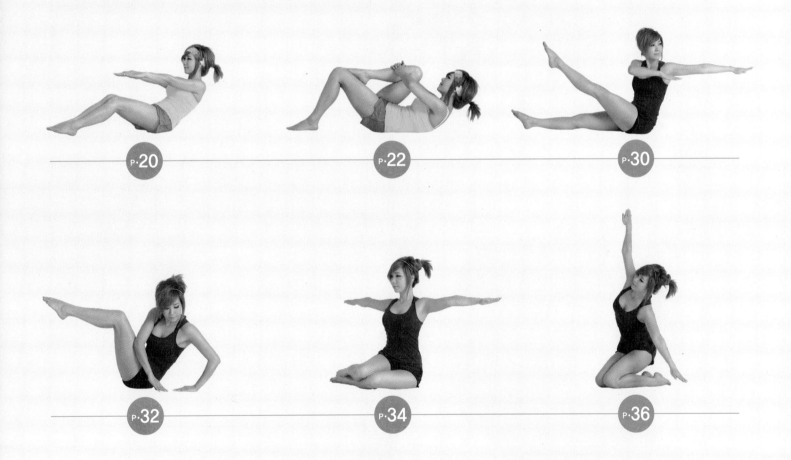

P·20   P·22   P·30

P·32   P·34   P·36

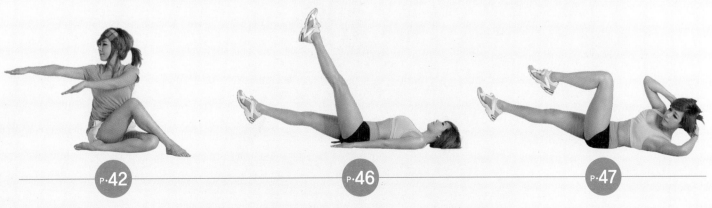

P·42   P·46   P·47

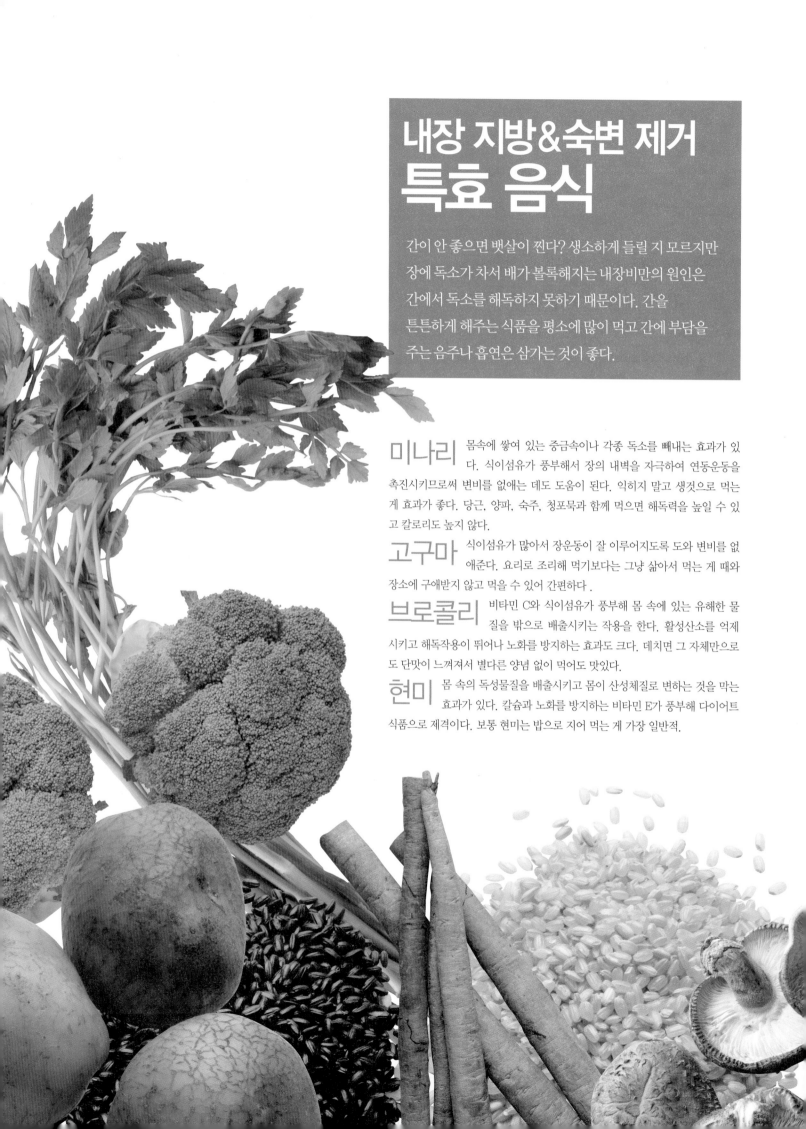

내장 지방&숙변 제거
특효 음식

간이 안 좋으면 뱃살이 찐다? 생소하게 들릴 지 모르지만 장에 독소가 차서 배가 볼록해지는 내장비만의 원인은 간에서 독소를 해독하지 못하기 때문이다. 간을 튼튼하게 해주는 식품을 평소에 많이 먹고 간에 부담을 주는 음주나 흡연은 삼가는 것이 좋다.

미나리 몸속에 쌓여 있는 중금속이나 각종 독소를 빼내는 효과가 있다. 식이섬유가 풍부해서 장의 내벽을 자극하여 연동운동을 촉진시키므로써 변비를 없애는 데도 도움이 된다. 익히지 말고 생것으로 먹는 게 효과가 좋다. 당근, 양파, 숙주, 청포묵과 함께 먹으면 해독력을 높일 수 있고 칼로리도 높지 않다.

고구마 식이섬유가 많아서 장운동이 잘 이루어지도록 도와 변비를 없애준다. 요리로 조리해 먹기보다는 그냥 삶아서 먹는 게 때와 장소에 구애받지 않고 먹을 수 있어 간편하다.

브로콜리 비타민 C와 식이섬유가 풍부해 몸 속에 있는 유해한 물질을 밖으로 배출시키는 작용을 한다. 활성산소를 억제시키고 해독작용이 뛰어나 노화를 방지하는 효과도 크다. 데치면 그 자체만으로도 단맛이 느껴져서 별다른 양념 없이 먹어도 맛있다.

현미 몸 속의 독성물질을 배출시키고 몸이 산성체질로 변하는 것을 막는 효과가 있다. 칼슘과 노화를 방지하는 비타민 E가 풍부해 다이어트 식품으로 제격이다. 보통 현미는 밥으로 지어 먹는 게 가장 일반적.

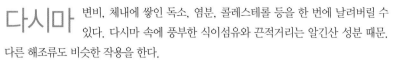

다시마 변비, 체내에 쌓인 독소, 염분, 콜레스테롤 등을 한 번에 날려버릴 수 있다. 다시마 속에 풍부한 식이섬유와 끈적거리는 알긴산 성분 때문. 다른 해조류도 비슷한 작용을 한다.

우엉 식이섬유가 풍부해서 숙변제거와 장 속의 노폐물을 배출시키는 작용을 한다. 또 피를 맑게 해주고 체내의 독소를 배출시켜 준다. 우엉 달인 물을 꾸준히 마시면 변비 해소에 탁월한 효과를 발휘한다.

토마토 비타민 A, B, C가 풍부해서 간 세포를 재생시키는 데 효과적이다. 끼니 사이사이에 토마토를 간식으로 먹거나 주스로 갈아 마신다. 달걀과 함께 살짝 볶으면 단백질을 보충할 수 있어 좋다.

부추 스태미나 채소로 잘 알려진 부추는 혈액순환을 개선시키고 간에 쌓인 노폐물을 해독해 간 기능에 좋다. 칼슘과 철분도 풍부해 여자들에게도 좋다. 싱싱한 채로 겉절이나 샐러드로 만들어 먹으면 좋다.

양배추 위장에 좋은 양배추는 쓰린 속을 달래줘 위궤양과 위염에 좋고 간을 해독하는 작용이 뛰어나다. 또 칼슘이 풍부해서 골다공증을 막아주기 때문에 다이어트 식품으로는 으뜸이다. 생것을 먹는 것이 가장 좋으므로 사과나 당근 등과 함께 갈아서 마시거나 샐러드로 먹는다. 살짝 데치면 달고 부드러워 많은 양을 먹을 수 있는 이점이 있다.

버섯 대표적인 저칼로리 식품인 버섯에는 비타민 B2와 C가 풍부해서 간의 독소를 배출시키는 효과가 있다. 표고버섯은 피를 맑게 해줘 혈액순환에 좋고, 상황버섯은 버섯 중에서도 가장 해독효과가 뛰어나다. 상황버섯은 보리차처럼 끓여서 물 대신 마시면 좋다.

마늘 마늘에 함유된 알리신 성분이 간 해독을 돕는다. 특히 수은이나 중금속을 해독하는 효능이 뛰어나다. 마늘은 맛과 냄새가 자극적이어서 생으로 먹는 양엔 한계가 있다. 끓는 물에 데쳐서 익히거나, 얄팍하게 썰어서 기름을 조금만 둘러 굽듯이 볶아서 먹으면 부담없이 먹을 수 있다.

두부 두부의 원료인 콩 속에 함유된 레시틴 성분이 지방간에 쌓인 독성을 풀어주고 혈관에 지방이 쌓이는 것도 예방해 준다. 두부는 다양하게 조리할 수 있지만 조리법이나 첨가하는 재료에 신경 쓰지 않으면 자칫 칼로리가 높아질 수 있다.

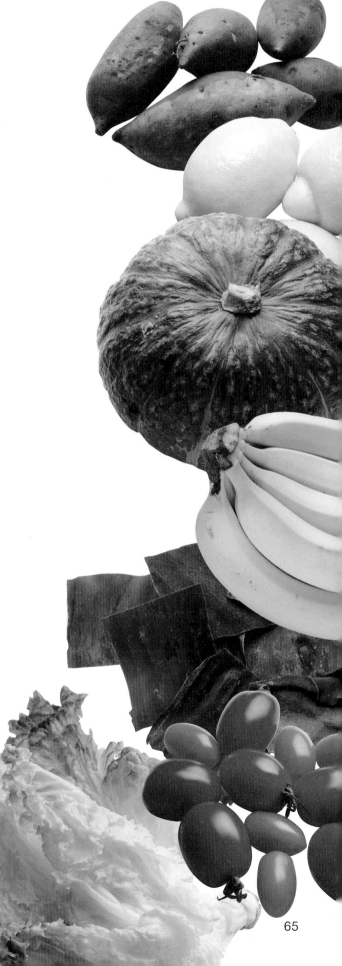

복부&허리 라인 살려주는 몸짱 요리

예쁜 복부를 만들기 위해 반드시 내장의 지방과 숙변을 제거해야 한다. 적절한 운동과 더불어 간에 쌓인 독소를 배출시키면 대사활동이 활발해져 자연스럽게 제거된다. 숙변을 제거하는 데 가장 중요한 것은 섬유소가 풍부한 음식이다.

채소버섯구이

재료
버섯류(표고버섯, 만가닥버섯, 새송이버섯 등)·채소류(당근, 가지, 호박, 완두콩, 아스파라거스, 양파, 브로콜리 등) 400~500g, 올리브유 1~2큰술, 소금·후춧가루 조금씩

만들기
1 표고버섯은 칼집을 내고 만가닥버섯은 작게 찢는다. 새송이버섯도 먹기좋은 크기로 썬다.
2 당근, 가지, 호박, 양파는 먹기 좋게 썰고 브로콜리는 작게 자른다.
3 아스파라거스는 줄기의 억센 부분을 없애고 5~6cm 길이로 자르고 완두콩도 준비한다.
4 준비한 채소에 올리브유, 소금, 후춧가루를 넣고 살짝 버무린다.
5 알루미늄호일을 반으로 접은 뒤 양 옆을 접어 봉지 모양을 만든 다음 위의 준비한 재료를 넣는다.
6 250℃ 오븐에 ⑤를 넣고 10~15분간 굽는다. 굽는 중간에 오븐을 열어 채소를 한 번 뒤집어 채소즙이 골고루 배이도록 한다.

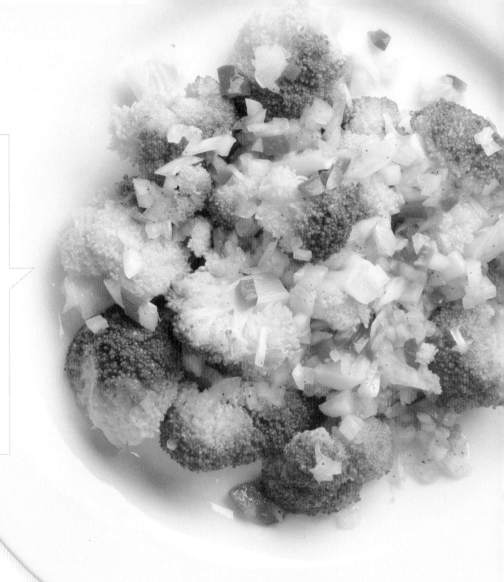

브로콜리샐러드

재료
브로콜리 ¼개, 붉은 파프리카 ¼개,
방울토마토 적당량, 레몬즙 1큰술,
올리브유 1큰술, 소금·후춧가루 조금씩

만들기
1 브로콜리는 먹기 좋은 크기로 자르고
양파는 곱게 다진다
2 브로콜리는 끓는 물에 소금을 약간 넣고
살짝 데쳐 물기를 뺀다.
3 방울토마토는 데쳐서 껍질을 벗긴다.
4 볼에 다진 파프리카, 올리브유, 레몬즙,
소금, 후춧가루를 섞어 드레싱을 만든다.
5 브로콜리와 방울토마토에 드레싱을
넣고 버무린다.

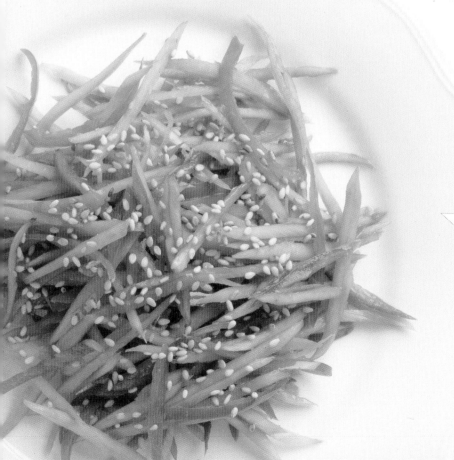

우엉잡채

재료 우엉 1대, 풋고추 3~4개, 간장물(간장
2큰술, 물 1큰술), 참깨 적당량, 올리브유 조금

만들기
1 우엉은 칼등으로 긁어 겉껍질을 벗기고 4~5cm
길이로 가늘게 채 썬다.
2 풋고추는 반으로 갈라서 씨를 털어내고 우엉과
같은 길이로 가늘게 채썬 뒤 찬 물에 담가 둔다.
3 팬에 올리브유를 두르고 우엉을 약한 불에서
나무젓가락으로 살살 저어가며 볶다가 간장물을
넣고 천천히 좀더 볶는다.
4 우엉에 맛이 들면 풋고추의 물기를 빼서 넣고
조금 더 볶다가 참깨를 듬뿍 뿌린다.

숙변을 제거하는 데 가장 중요한 것은 섬유소가 풍부한 음식이다.
섬유소는 대장 구석구석에 쌓여 딱딱하게 굳어 있는 숙변을 깨끗하게 긁어내
제거해 주는 빗자루 역할을 한다.

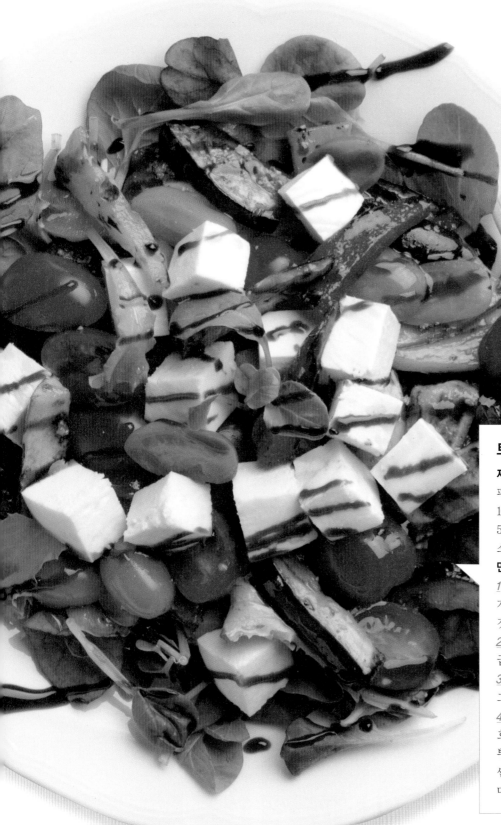

토마토채소샐러드

재료 호박 슬라라이스 4쪽, 가지 슬라이스 4쪽,
파프리카 1개, 샐러드용 녹색 채소 30g, 방울토마토
10~12개, 바질페스토 30g, 프레시모짜렐라치즈
50g, 발사믹식초 2작은술, 올리브유 5g,
소금·후춧가루 조금씩

만들기

1 예열한 그릴에 가지 슬라이스, 호박 슬라이스를
가지런히 놓은 뒤 올리브유, 소금, 후춧가루 섞은
것을 고루 바른다.

2 300℃로 예열한 오븐에 파프리카를 넣고 30분간
굽는다.

3 구운 파프리카를 비닐 랩으로 감싼 뒤 30분간
그래도 두었다가 껍질을 벗긴다.

4 그릇에 샐러드용 채소를 깔고 방울토마토와 구운
호박, 구운 가지를 차례로 쌓은 뒤 바질페스토를 고루
뿌린다. 다시 방울토마토를 올리고 한 입 크기로
썬 모짜렐라치즈를 올린 뒤 파프리카를 올린다.
마지막에 발사믹식초를 뿌린다.

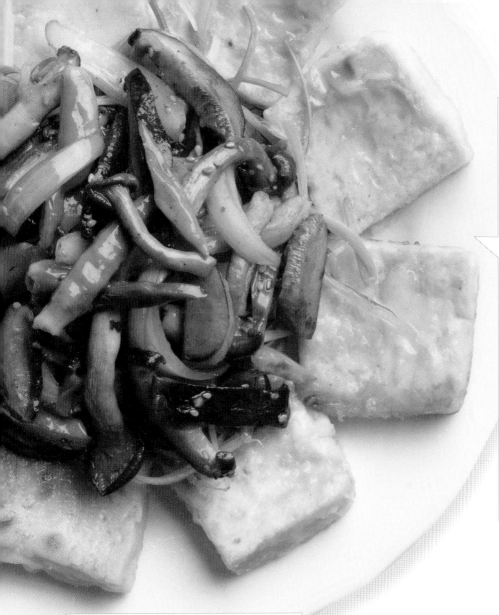

두부버섯스테이크

재료 부침용 두부 1모, 버섯(2가지 종류)
120g, 양파 20g, 꽈리고추 6개, 대파 10g,
통밀가루 조금, 참기름 2큰술, 국간장
1작은술, 천일염 조금

만들기

1 두부는 12등분으로 자르고 앞뒤로
소금을 조금 뿌린다.

2 대파는 어슷하게 썰고 버섯은 대파와
같은 길이로 자른다. 꽈리고추도 먹기좋게
썬다.

3 소금 뿌린 두부에 앞뒤로 통밀가루를
얇게 묻힌 다음 팬에 참기름을 두르고
노릇하게 굽는다.

4 팬에 양파를 볶아서 그릇에 담는다.
버섯도 볶아서 소금을 뿌린다.

5 볶은 채소와 버섯에 국간장을 넣고
볶는다. 마지막에 꽈리고추와 대파를
넣고 파릇하게 볶는다.

6 그릇에 구운 두부를 담고 ⑤를 두부 위에
끼얹는다.

닭가슴살두부햄버거

재료 (100% 통밀) 햄버거용 모닝빵 2개,
양파·양상추·토마토 적당량씩, 닭가슴살
1조각, 두부 ¼모, 사과 ½개, 저지방
슬라이스치즈 2장, 샌드위치피클 조금,
홀그레인겨자씨 조금

만들기

1 두부는 물기를 짜고 닭가슴살은 작게 썰어서
믹서에 넣어 곱게 간다. 여기에 사과와 양파를
다져서 넣어 차지게 반죽한다.

2 ①의 반죽을 적당한 크기의 패티 모양을
만들어 220℃로 예열한 오븐에서 15분간
굽는다. 양파도 링으로 썰어서 함께 굽는다.

3 통밀모닝빵은 반으로 자른다. 양상추는 작게
뜨고 토마토는 모양을 살려서 도톰하게 썬다.

4 모닝빵에 홀그레인겨자씨를 1~2작은술
정도 고루 펴바르고 양상추, 구운 양파, 토마토
순으로 얹는다.

5 ④의 위에 구운 닭가슴살 패티를 얹고
저지방치즈, 샌드위치 피클 1작은술, 양상추를
올린 뒤 빵을 덮는다.

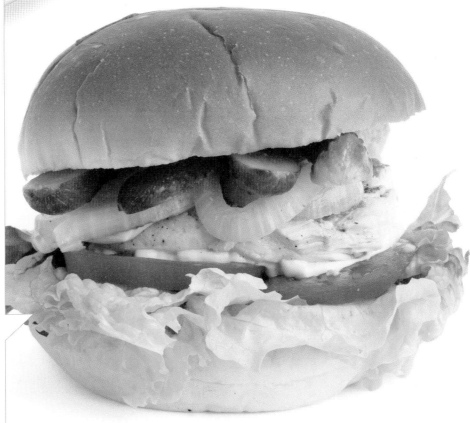

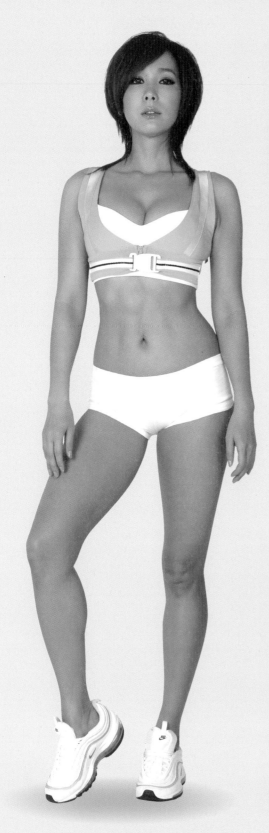

배고프지 않은
몸짱 다이어트
10 계명

정신력으로 식욕을 참는 다이어트는 오래가지 못한다.
그래서 내가 주장하는 다이어트는 고통을 동반한 엄격한
식사 제한과는 무관하다. 아름답게 날씬해지고 싶다면
안 먹는 게 아니라 올바르게 먹어야 한다. 똑똑하게 먹는 방법,
그것이야말로 요요현상 없이 다이어트에 성공할 수 있고,
시간이 지나도 실패하지 않는다.

01 조금씩! 자주!

대부분의 사람들은 하루에 3번 식사를 한다. 배가 고프지 않아도 때가 되면 식사를 챙겨 먹는 것
은 하루에 3번이라는 습관을 기준으로 식사를 하기 때문이다. 이런 습관이야말로 비만의 주범이
다. 3번이라는 횟수에 얽매일 필요는 없다. 다이어트에서는 횟수에 구애받지 말고 배고픔을 느끼
지 않게 관리하는 게 중요하다. 하루에 6~8번에 나눠서 조금씩 부지런히 먹는다. 그리고 식사와
간식을 구분 짓지 말고 입에 넣는 것을 모두 식사에 포함시킨다.

02 칼로리 계산하지 말라!

칼로리보다 더 중요한 것은 몸에 필요한 영양소들을 충분히 섭취하는 것이다. 다이어트 식품을
따로 챙겨 먹거나 매 끼니마다 칼로리를 따져가면서 식사하는 것은 오히려 스트레스를 불러 꾸
준히 다이어트를 실천하는 데 방해가 될 수 있다. 그보다는 여러 번에 나눠서 소식을 하되 탄수화
물과 단백질, 섬유질, 비타민 등의 고른 영양소를 충분히 섭취하는 것이 건강한 몸매 만들기에는
더 필요하다.

03 굶는 다이어트는 결국 살찌는 체질로 가는 고속도로!

단기간에 살빼기에 성공한 사람들의 많은 경우에서 다이어트를 중단하면 일정 시간이 지나 다시
살이 쪄서 원래의 몸무게로 되돌아가는 사례를 쉽게 볼 수 있다. 이런 사람의 공통점은 식사량을
급격하게 줄이거나 먹지 않고 살을 뺐기 때문인데, 먹지 않는 다이어트의 결말은 요요현상과 살
찌기 쉬운 체질로 되는 것이다. 먹지 않는 다이어트를 지속하면 점점 대사가 나빠져 결국 오히려
살이 찌기 쉬운 체질이 된다. 결국엔 '안 먹어도 살이 찌는' 비극적인 체질이 되는 것이다.

04 해 진 뒤 먹지 말라!

해가 진 뒤에는 탄수화물(곡물)을 섭취하지 않는다. 탄수화물의 주요 기능은 몸의 에너지를 제공하는 중요한 영양소라는 점을 명심하자. 탄수화물을 섭취한 뒤 운동이나 활동을 하지 않으면 에너지로 쓰이지 않고 고스란히 지방으로 몸에 쌓인다. 그러니 밤에 섭취한 탄수화물이 체지방으로 축적되는 것은 당연한 일. 반드시 지켜야 할 제 1 식사원칙은 바로 오후 늦게 탄수화물 섭취를 금지하는 것이다.

05 총천연색으로 먹어라!

아름다운 몸매는 물론 젊음을 유지하는 데 가장 좋은 음식은 항산화작용이 뛰어난 컬러풀한 식재료이다. 어떤 재료에 어떤 성분이 들어 있는지 일일이 기억할 수 없다면 다양한 색을 골고루 배합하여 먹는 습관을 들인다. 빨간색의 토마토, 노란색의 단호박, 초록색의 브로콜리, 보라색의 가지, 검은색의 콩, 흰색의 양배추 이런 식으로 저마다 다른 색깔을 고루 골라 배합하여 먹으면 된다.

06 먹는 양보다 먹는 순서에 신경 써라!

살을 빼야겠다고 마음먹는 순간 가장 먼저 하는 일이 무엇인가? 아마도 대부분의 사람들이 '먹는 양을 줄이거나 안 먹거나' 일 것이다. 그러나 먹는 양보다 먹는 순서만 바꿔도 흡수율이 달라진다. 오전에 탄수화물 비중을 늘리고 오후 3~4시 이후부터는 탄수화물 대신 단백질과 식이섬유의 비중을 늘린다. 그리고 저녁엔 과일이나 채소 위주의 식단으로 식사를 하면 굶어야 하는 괴로움에서 벗어날 수 있다. 무조건 굶지 말고 똑똑하게 먹자.

07 흰색식품 3가지를 멀리한다!

흰색 밀가루, 흰설탕, 흰쌀밥 이 세 가지 식품은 정제과정을 많이 거쳤기 때문에 영양분은 거의 손실되고 칼로리만 많다. 당연이 가까이에서는 안 된다. 흰쌀 대신 현미나 잡곡밥을, 흰빵 대신 통곡물빵을, 흰설탕 대신 과당, 꿀, 천연당분 등을 먹는다.

칼로리보다 더 중요한 것은
몸에 필요한 영양소들을 충분히
섭취하는 것이다.
다이어트 식품을 따로
챙겨 먹거나 매 끼니마다 칼로리를
따져가면서 식사하는 것은
오히려 스트레스를 불러
꾸준히 다이어트를 실천하는 데
방해가 될 수 있다

08 양념 맛보다 주 재료의 맛을 즐겨라!

맵고 짠 자극적인 맛, 맛이 강한 음식은 과식을 부른다. 그러므로 순한 맛을 가까이 하는 습관을 들인다. 허브와 향신료를 적절히 활용하면 간을 세게 하거나 자극적인 양념류를 넣지 않고도 미각을 만족시킬 수 있다.

09 잠자기 3시간 전까지 마지막 식사를 끝내라!

늦은 밤 식사를 하면 섭취한 영양분을 사용하지 않고 그대로 잠지기 때문에 지방이 되어 몸 속에 쌓인다. 특히 복부에 가장 많이 지방이 쌓이기 때문에 밤 늦게 식사를 하는 사람들이 대부분 복부 비만인 경우가 많다. 마지막 식사는 잠자리에 들기 3~4시간 전까지 끝내거나 저녁 7시까지는 식사를 끝낸다.

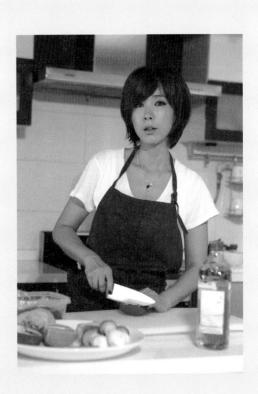

10 일요일은 Free Day! 맘대로 먹기

지나치게 억제하고 제한하는 다이어트는 당장에 효과를 발휘할 진 몰라도 즐겁지 않기 때문에 오히려 스트레스가 쌓이고 과식을 부르기 쉽다. 그래서 오래 못 가 결국 실패로 끝난다. 일주일 동안 열심히 운동하고 식이조절을 했다면 일요일 하루 정도는 먹고 싶은 것을 마음대로 먹어도 되는 날로 정해 스트레스 받지 않고 자유롭게 먹는다. 그리고 다음날 열심히 운동하고 다시 식사를 조절한다. 매일 과식하는 게 아니므로 하루 정도 마음껏 먹었다고 해서 식이조절에 문제가 생기진 않는다.

실패율 제로를 향한 다이어트 Diary

일단 다이어트를 시작하기로
마음먹었다면 매일매일 얼마나 운동을
했는지, 어떤 음식을 먹었는지 등에
관한 기록을 하자.
아래의 다이어리를 참고해서 3주 동안
다이어트 일기를 직접 써보자!

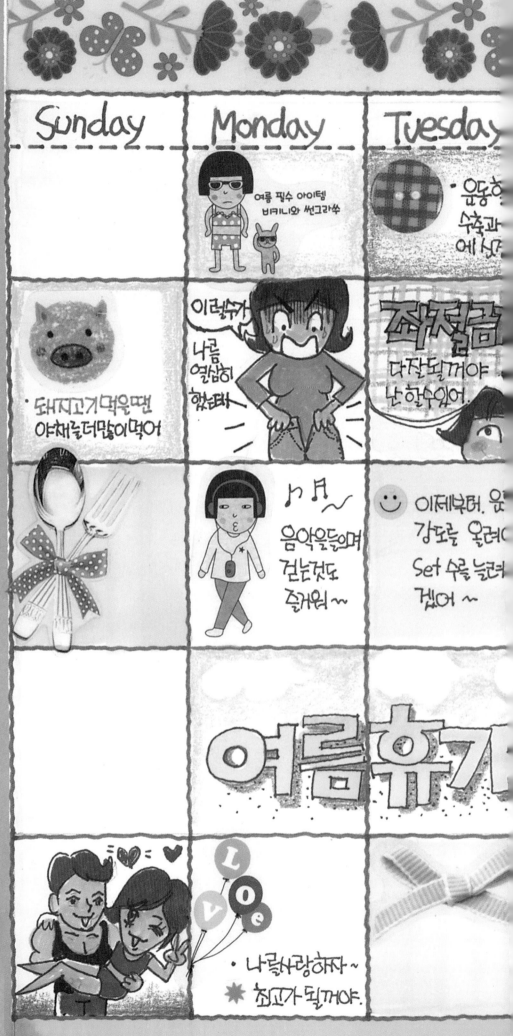

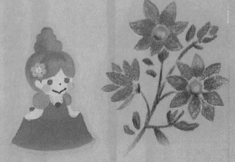

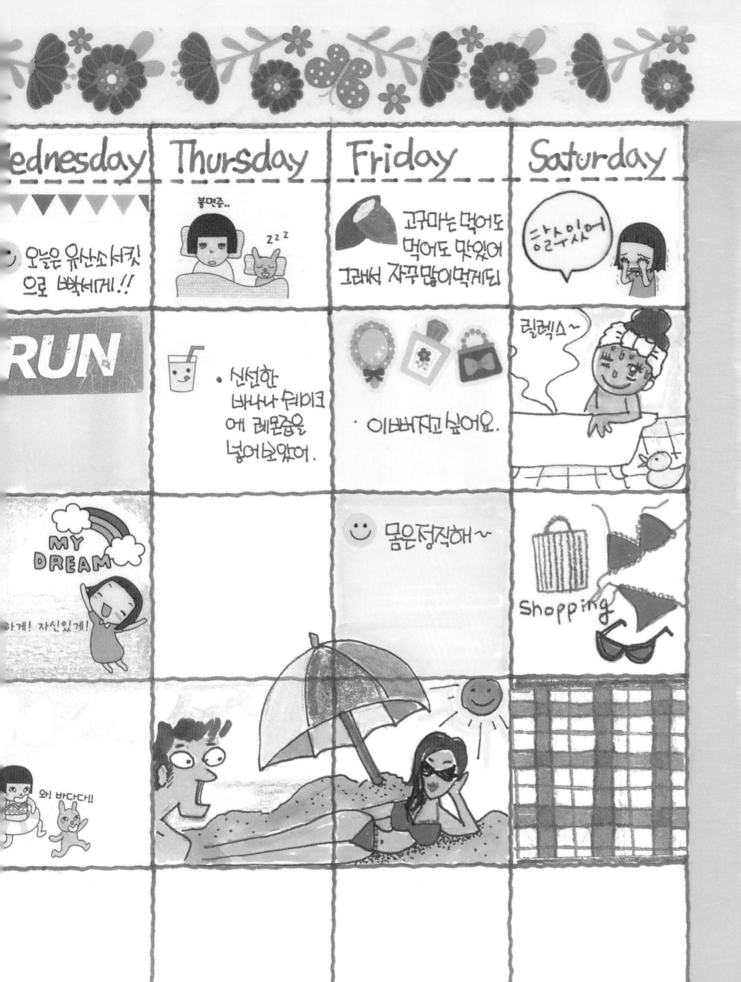

MON	TUE	WED	THU
1 Bikini Work-out! **D-21**	**2**	**3**	**4** 건강하고 예쁘게 살 빼려면 과일과 채소를 듬뿍!
8 **D-14** 트랜스지방 NO!	**9** 도전 또 도전! 화이팅!	**10**	**11** 이젠 운동이 재미있어
15 **D-7** 좀 더 힘을 내! 으차!	**16** 잘하고 있어. 넌 참 대단해.	**17** 먹고 싶지만 꾹 참아야해	**18**
22	**23**	**24**	**25**
29	**30**	**31**	

FRI	SAT	SUN	memo

5

D-17

6

내 몸이 점점
가벼워지고 있어

7

노폐물을 쏙~
몸과마음이 가뿐!

memo
_____
_____
_____
_____

12

점점 아름다워지는
보디라인~

13

D-9

14

_____
_____
_____
_____

19

D-3

20

D-2

21

D-day

드디어 목표 달성!

26

27

28

속설 VS 과학
속설이 묻고 과학이 답하다

비만이 커다란 사회적 문제가
되면서 세계적으로 엄청난 비용을
들여 이 분야에 대한 과학적
연구가 이루어지고 있으며,
그 성과가 운동과 식이요법에
적용되고 있다. 다이어트에 관한
한 과학은 지식의 문제가 아니라
효율성에 관한 문제이다. 알고
하면 절반의 노력으로 2배의
효과를 거둘 수 있다. 알고 하자!!

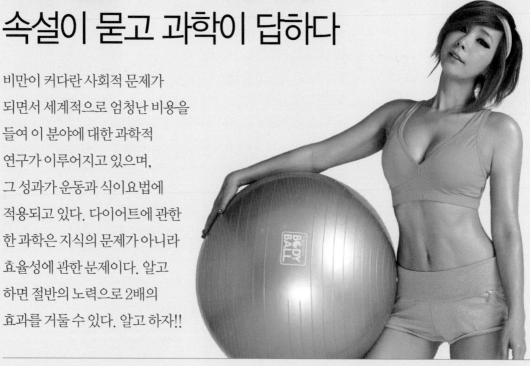

Q 윗몸 일으키기를 하면 뱃살이 빠진다?

A 뱃살이 빠지지만 뱃살만 빠지지는 않는다. 특정 부위의 체지방만 빼는 식이요법이나 운동법은 없다. 하지만 윗몸
일으키기는 복근을 형성하고 몸 중심의 힘을 기르기 위해 필수.
살찌는 순서 엉덩이·허벅지 – 복부·허리 – 가슴·팔 – 목 – 얼굴
살 빠지는 순서 얼굴 – 가슴·상체 – 복부·허리 – 엉덩이·허벅지

Q 훌라후프가 뱃살과 옆구리 살을 빼는 데 효과적이다?

A 다시 한 번 말하지만 특정 부위의 체지방을 줄이는 방법은 없다. 훌라후프는 운동량 역시 적으므로 그 시간에 자
전거를 타거나 워킹을 하는 편이 훨씬 효과적. 허리 유연성 개선과 운동 전 워밍업 목적으로 하는 것은 좋다.

Q 출산한 주부의 뱃살은 아무리 운동해도 빠지지 않는다?

A 나는 두 아이를 출산하고 비만해진 상태에서 운동을 시작했지만, 내게 출렁거리는 뱃살이 있는가? 운동하면 처녀
적의 몸매를 회복할 수 있다. 다만 제왕절개를 할 경우 체지방을 줄여 납작한 배를 만들 수는 있지만 메스가 지나
간 부위는 근육의 연결이 끊어지므로 근육을 발달시키기는 어렵다.

Q 윗몸 일으키기로 뺀 뱃살, 평생 윗몸 일으키기를 해야 유지된다?

A 맞다. 어떤 운동도 그 효과가 평생 지속되지는 않는다. 근육 운동을 하면 그 부위로 공급되는 혈액량이 증가해 많
은 영양을 공급하게 되고 자연히 근육을 구성하는 근섬유가 커지고, 뼈와 근육, 근육과 근육 사이의 결합력이 강
화된다. 운동을 하면 중력의 법칙에 따라 아래로 처졌던 몸매가 다시 제자리를 찾고 탄력을 갖게 되는 것은 이 때문. 운
동을 하지 않으면 근섬유가 작아지고 결합력이 약해져 몸매가 흐물흐물해지고 처지는 것은 당연하다.

Q 뱃살은 빠져도 늘어진 살은 대책이 없다?

A 알맹이가 줄어들었으니 껍질이 남아돌 것이라는 직관적 생각에서 비롯된 오해. 운동을 통해 살을 뺀다면 그럴 염려가 전혀 없다. 줄어든 체지방만큼 근육이 성장하고, 피부세포와 근육세포 사이의 결합력이 좋아지고, 피부세포가 건강해져 서로를 밀치는 팽압이 증가해 탱탱함을 유지해주기 때문이다.

Q 뱃살을 꼬집으면 복부 체지방이 빠진다?

A 지금 먹은 음식으로 공급된 에너지는 현찰이고 체지방은 예금이다. 우리 몸은 현찰을 먼저 사용하고 부족한 만큼 예금을 인출해 사용한다. 예금은 여러 곳에 분산해 저축해 놓는데, 먼저 인출하는 순서가 있으니 바로 살 빠지는 순서이다. 우선, 뱃살을 꼬집는 행동에 필요한 에너지는 너무 적다. 또 예금을 인출해야 하는 경우에도 뱃살이 아니라 얼굴 살을 먼저 사용할 가능성이 높다. 얼굴의 체지방을 에너지로 사용해 뱃살을 꼬집는 활동을 하는 것이다.

Q 여자도 근력운동을 하면 몸이 울퉁불퉁해진다?

A 에스트로겐의 영향으로 여성들은 근육형성이 더디다. 그러나 여자도 심하게 운동을 하면 근육이 울퉁불퉁해진다. 여성 보디빌더들이나 테니스 여제 세레나 윌리엄스의 근육을 보라. 또 하나 대부분의 근육 운동 교본은 남성들이 원하는 부피감 있는 근육 덩어리를 만들기 위한 동작들로 이루어져 있다. 여성들이 원하는 예쁜 몸매를 위해서는 고루 퍼진 긴 근육을 만들어야 한다. 내가 개발한 피규어 웨이트 트레이닝은 그런 목적으로 만들어진 여성 근육운동법이다.

Q 근육이 잘 만들어 지는 체질이 따로 있다?

A 맞다. 사람마다 호르몬 균형이 다르다. 에스트로겐은 지방을 축적해 두는 작용을 하고, 테스토스테론은 근육을 만드는 작용을 한다. 아프리카 사람들과 서구인들은 동양인들에 비해 근육이 잘 발달된다. 그러므로 자신의 체질을 알고 그에 맞게 조절해야 한다.

Q 닭가슴살을 먹으면 근육이 잘 생긴다?

A 음식에 포함된 단백질은 집을 짓는 벽돌이고, 지방은 난방에 필요한 기름이라고 생각하면 된다. 다이어트 식사에서 닭 가슴살을 권하는 까닭은 우리가 흔히 섭취하는 고기들 가운데 지방 함량이 가장 낮고 단백질 함량이 높기 때문이다. 근육은 우리 몸의 구조물이기 때문에 근육을 형성하기 위해서는 단백질이 필수적이다. 물론 닭 가슴살 외에 콩과 생선 등에서도 지방 함량이 낮은 양질의 단백질을 섭취할 수 있다.

Q 근력운동을 하면 유산소 운동은 필요 없다?

A 유산소 운동을 체지방을 태우는 운동으로만 간주하는 것은 오해. 대표적인 유산소운동인 걷기, 뛰기, 등산 등은 강력한 심근운동이며, 혈액순환과 장의 연동 운동을 자극해 준다. 혈액순환이 개선되면 부종으로부터 자유로울 수 있고, 활발한 장 운동으로 숙변을 제거하는 것만으로도 배의 부피가 훨씬 줄어든다. 예쁜 몸매를 원한다면 근력운동과 더불어 유산소 운동을 반드시 병행해야 한다.

지금 당신에게 필요한 것은 체중계를 버리고 거울 앞에 서는 용기!

몸무게는 거짓말을 한다. 우리 몸의 구성요소 가운데 가장 가벼운 것은 지방이고, 가장 무거운 것은 근육이다.
지방은 대부분 기름이고, 근육은 대부분 물이기 때문이다. 같은 무게일 때 지방의 부피가
근육보다 훨씬 크다. 운동을 하면 지방은 줄고 근육이 는다. 때문에 몸매가 날씬해지고 있어도 몸무게는
그대로일 수 있다. 체중계는 '변화가 없다'라고 말하지만, 거울은 '예뻐졌다'라고 말해 준다.
체중계는 거짓말을 한다. 진실은 거울에 있다.

몸짱
뷰티 트레이닝
Before
&After

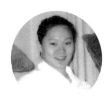

"피규어로빅스 운동을 접하면서
매끈하고 탄력있는 몸매가 살아났어요"

(오난희, 29세)

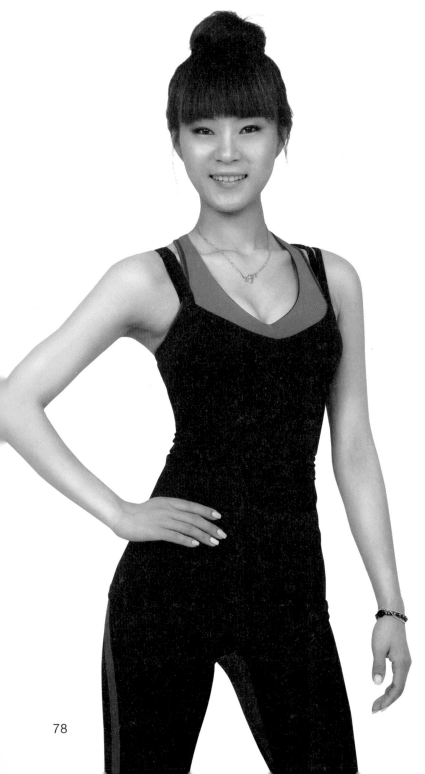

저는 무용을 전공했지만 활동량 보다 많은 음식섭취와 스트레스로 인한 습관성 폭식을 하다 보니 164cm의 63~64kg의 전형적인 하체 비만이 되었습니다. 특히 고등학교 3학년 대학입시 실기를 앞두고 오후 1시 이후로는 아무것도 먹지 않는 무리한 다이어트를 하면서 거식증과 폭식증 두 가지를 반복하여 상체는 44사이즈, 하체는 77사이즈로 불균형한 몸이 되어버렸습니다. 그 이후로도 다시 살이 찔까 두려워 아무것도 먹지 않는 다이어트를 1년 정도 하다보니 제 몸의 기능이 급격히 떨어졌습니다.

극심한 빈혈은 물론 먹기만 하면 체기가 생겨 소화제를 달고 살고, 늘 피로감을 느꼈고, 더군다나 1시 이후로 먹지 않았기에 사람들과 즐겁게 어울릴 수도 없었습니다.

이런 불균형적인 생활로부터 벗어나게 된 결정적 계기는 생리가 멈추지 않고 한 달 내내 계속되는 극심한 다이어트 부작용에 시달리게 된 것입니다. 이 같은 증상이 계속되면 더 이상 여성의 기능도 제대로 하지 못할 수 있다는 진단에 따라 부작용이 없는 올바른 다이어트는 무엇일까 고민하게 되었습니다. 그 즈음 '몸짱 아줌마' 열풍이 일어났던 시기라 헬스에 관심을 갖게 되어 마침 집과 가까운 곳에 있던 몸짱 아줌마의 짐(gym)에 등록하여 운동을 배우기 시작했습니다.

하루도 빠지지 않고 열심히 운동을 했고, 무엇보다도 1시 이후로 먹지 않았던 식습관을 조금씩 자주 나눠 먹는 습관을 기르기 시작했습니다. '몸짱 아줌마' 정다연 선생님이 개발한 '피규어로빅스' 운동을 접하면서 30분 동안 쉬지 않고 서킷트레이닝 형식의 운동을 하다 보니 근력, 유산소운동을 동시에 가능해졌습니다. 고강도 트레이닝과 응용 동작들을 통해 림프선을 자극하여 몸의 순환이 활발해지기 시작하면서 겉으로 드러나는 근육보다는 탄력과 라인이 변화하고 전형적인 하체 비만이던 나의 체형이 바뀌어갔습니다.

현재는 51kg이지만 바지 사이즈는 24~25인치가 되었습니다. 예전 46~48kg이었을 때보다 체중은 늘었지만 허리는 더 날씬해진 셈이지요. 지금은 전문 트레이너로서 정다연 선생님 밑에서 배우며 트레이너들을 가르치고 있습니다. 아무리 타고난 몸매를 가진 사람이라 해도 꾸준히 노력하는 사람은 이길 수 없다는 것이 정다연 선생님이 가장 강조하시는 것입니다. 급격하고 무리한 다이어트로 인한 많은 부작용들을 막기 위해서라도 한꺼번에 모든 것을 다 성취하겠다는 욕심을 버리고 매일 꾸준하고 적당한 운동을 실천하는 것이 중요하다고 생각합니다. 바로 앞에 놓인 달콤한 유혹보다는 조금은 길게 미래를 내다보면서 성실하게 운동하고 올바른 식습관을 유지한다면 아름다운 몸은 물론 편안한 마음가짐도 가질 수 있을 것입니다.

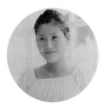

"피규어로빅스는 유산소운동은 물론 근력 강화까지
하루 30분 동안 부위별로 다 할 수 있어 효과적이에요"

(조애진, 30세)

직장생활을 하는 동안 온갖 스트레스와 잦은 회식자리로 인해 체중이 20kg 가까이 불어나 회사생활은 물론 대인 관계까지 꺼려져 일마저 그만두고 집에서만 지냈습니다. 다이어트를 해야한다는 간절한 바램만 가지고 있을 뿐 아무런 시도도 않은 채 인터넷에 나오는 온갖 다이어트 기사들만 바라보고 있었습니다. 그 즈음 '몸짱 아줌마' 열풍을 바라보면서 그저 남의 얘기라고만 생각하고 있다가 '초고도 비만자'들을 트레이닝 시키는 모습을 보고 '나보다 훨씬 비만한 사람들도 저렇게 노력하는데 나도 한번 해보자!' 라고 마음을 먹게 되었습니다.

정다연 선생님의 인터넷 사이트를 통해 '피규어로빅스'라는 운동이 남녀노소 과체중 비만과 상관없이 아름다운 몸매를 만들기에 좋다는 평판을 듣고 운동을 시작하게 되었습니다. 피규어로빅스는 유산소와 근력운동을 30분이면 부위별로 운동할 수 있어서 좋았습니다. 무엇보다 살찐 모습으로 휘트니스에서 남들의 시선을 받으며 운동하는 것조차 창피했던 저는 집안에서 혼자할 수 있으면서 충분히 땀을 내고 즐겁게 30분 운동을 한다는 것이 매우 효과적이었습니다. 처음엔 체력이 너무 약해 끝까지 끝내는 것도 힘들었지만 꾸준히 운동한 결과 체력은 물론 동작 하나하나를 할 때마다 각 부위별 운동이 과하지도 모자라지도 않아 좋았습니다. 일반 여성들이 운동으로 살을 뺄 때 유산소운동이 대부분이고 근력운동은 멀리 하는 편인데, '피규어로빅스'는 전신을 고루 운동시켜주는 프로그램으로 몸의 균형이 잡혀가는 느낌을 많이 받았습니다. 팔과 다리에 탄력을 주고, 허리를 많이 움직여주는 동작을 통해 허리라인이 좋아져서 실제 빠진 체중보다 체형의 변화를 더 눈에 띄게 확인할 수 있었습니다. 구부정했던 자세도 교정되면서 운동에 더 집중할 수 있게 되었고, '피규어로빅스' 운동법 뿐 만아니라 웨이트 트레이닝 등 여러 가지 다양한 운동 프로그램들을 함께 접하게 되었습니다.

날씬해진다는 것이 그저 외적인 미로만 여길 수도 있지만 열등감과 우울증에 시달려 몸과 마음 모두 지쳐버린 사람들에겐 힐링이요, 치유라고 생각합니다. '피규어로빅스'를 통해 얻게 된 자신감과 행복감을 다른이들에게도 전해주고 싶어 지금은 전문 '피규어로빅스' 트레이너로 활동하고 있습니다. 건강과 아름다움을 포기했던 저였기에 이 운동을 배우는 모든 이에게 힘과 용기를 주고 싶습니다.

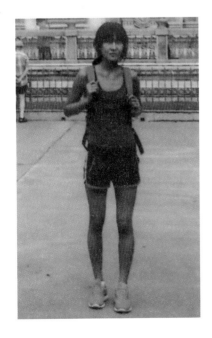

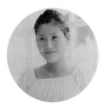

"임신 전보다 더 탄력있는 S라인이 살아나고,
당당한 자신감까지 얻었어요"

(김서형, 34세)

저는 임신 전에 58kg이었던 체중이 임신 막달에는 90kg까지 나갔던 주부입니다.
출산을 하고 모유수유를 하면서 70kg으로 감량을 했지만 더 이상 빠지지 않아 우울증을 앓게 되었습니다. 그러던 중 우연히 인터넷에서 정다연 '몸짱아줌마' 열풍을 접하게 되었습니다. 남들보다 더 강한 감동을 받은 저는 정다연 선생님의 '피규어로빅스' 운동 다이어트를 적극적으로 시작하게 되었습니다.
그러다보니 나도 모르는 사이에 옆구리의 군살이 빠지고 몸매가 드러나기 시작했고 믿을 수 없을 만큼 놀라운 변화가 일어나고 있었습니다. 현재 체중은 54kg이고 임신 전 제 몸매보다 더 여성스러운 라인이 살아나고, 당당한 자신감까지 얻을 수 있었습니다. 이같은 체험과 경험들을 바탕으로 고달프기만한 다이어트에 지쳐있거나 무기력해진 자신의 건강을 찾고 싶어하는 모든 사람들에게 '피규어로빅' 운동으로 탄력있고 건강한 몸매와 당당한 자신감을 찾을 수 있도록 도움을 주는 피규어 전도사가 되고 싶습니다.

목표 중심 3주 점프업 플랜

힘들어도 점프 업! 목표를 이루기 위해서는 반드시 한번은 진땀을 흘려야 한다. 길지 않은 시간이니 용기를 내어 도전해 보자!

	월	화	수	목	금	토	일
1주차	A	B	C	D	E	F	휴식
세트	3~4 세트						
2주차	A+B	C+D	E+F	A+C	B+E	D+F	휴식
세트	2~3 세트						
3주차	A+B+F	B+C+F	A+E+F	D+E+F	B+C+F	A+D+F	휴식
세트	2~3 세트						

1주차 | 기초체력 기르기와 동작 익히기
운동량: 매일 1개 서킷을 선택해 서킷 내의 모든 동작을 각 2~3회, 3~4세트 실시. 세트 사이에 잠깐씩 휴식해도 좋다.

2주차 | 땀 없이는 결과도 없다. 힘들어도 고! 고!
운동량: 각 동작 당 자신의 능력에 따라 8~16회 1세트 실시. 동작 사이에 쉬지 말 것.

3주차 | 마지막 깔딱고개! 그래 봤자 1주일이다!
운동량: 각 동작 당 8~16회 내에서 자신의 능력에 따라 실시. 동작 사이에 쉬지 말 것.

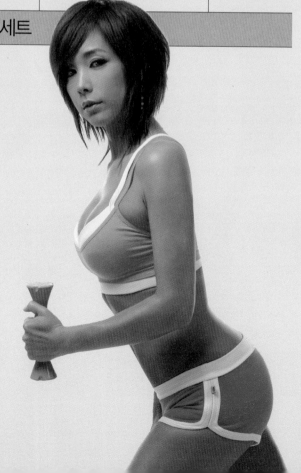